罗大伦教你

四季食疗

体质不同
春夏秋冬 补法也不同

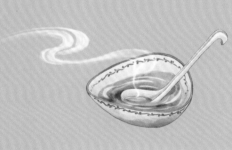

罗大伦

著

科学技术文献出版社

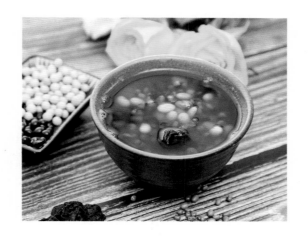

如果能把厨房的汤做好

我们的生活品质就已经提高一个级别了

罗大伦 教你

四季食疗

体质不同，春夏秋冬补法也不同

罗大伦 著

科学技术文献出版社
SCIENTIFIC AND TECHNICAL DOCUMENTATION PRESS
·北京·

图书在版编目（CIP）数据

罗大伦教你四季食疗：体质不同，春夏秋冬补法也不同 /
罗大伦著 .— 北京：科学技术文献出版社，2021.1（2024.4 重印）
ISBN 978-7-5189-7493-1

Ⅰ . ①罗… Ⅱ . ①罗… Ⅲ . ①食物疗法 Ⅳ . ① R247.1

中国版本图书馆 CIP 数据核字（2020）第 254711 号

罗大伦教你四季食疗：体质不同，春夏秋冬补法也不同

策划编辑：王黛君　　责任编辑：王黛君　宋嘉婧　责任校对：张吲哚
责任出版：张志平

出 版 者	科学技术文献出版社
地　　址	北京市复兴路 15 号　邮编 100038
编 务 部	（010）58882938，58882087（传真）
发 行 部	（010）58882868，58882870（传真）
邮 购 部	（010）58882873
官方网址	www.stdp.com.cn
发 行 者	科学技术文献出版社发行　全国各地新华书店经销
印 刷 者	艺堂印刷（天津）有限公司
版　　次	2021 年 1 月第 1 版　2024 年 4 月第 5 次印刷
开　　本	710×1000　1/16
字　　数	256 千
印　　张	23
书　　号	ISBN 978-7-5189-7493-1
定　　价	89.90 元

让日子过得更加"有讲究"

　　我们每个人都渴望健康，可是，如何能活得更健康呢？

　　我觉得，非常重要的一点，就是把健康的理念，融入到衣食住行的细节中，让日子过得更加"有讲究"。

　　实际上，中医食疗的概念出现得非常早，在中医方剂诞生的最初阶段，很可能就是和餐食结合的。根据现存文献来看，在中医最早的方剂性著作《伊尹汤液经》中，一些滋补的药汤，就与现在的药膳非常接近。举个例子，书中的"大补脾汤"，其组成就是中药——桂枝、芍药、甘草，然后加一种谷类——饴糖（谷物熬成），加一种果类——大枣，加一种肉——牛肉，加一种蔬菜——生姜，这就充分体现了《黄帝内经》中"五谷为养，五果为助，五畜为益，五菜为充"的思想。

　　非常遗憾的是，这种开方子的方式，今天我们已经很难见到了。但在我国的南方，还可以见到类似的影子，如广东的煲汤。

我前几年去我国香港地区参观，发现其人均寿命一直较高。那里的人有一个习惯，到了餐馆非常喜欢喝汤，而这个汤，基本都是在药膳理论的指导下煲出来的。

　　我分析经常喝汤的习惯，是他们长寿比较重要的因素之一。

　　因此，如果能把厨房的汤做好，我们的生活品质就已经提高一个级别了。

　　而本书的特色，是把人的体质，放在一年四季里来分析，帮助大家识别自己的身体状态，然后通过食疗的方式来进行调理。

　　如果大家接受了这种理念，也就能学会自我调整小的身心问题，远离各个季节可能出现的健康隐患。

　　书中的药膳部分，基本是在我的指导下，由我们工作室的年轻编辑们具体操作烹饪而成，因为他们的用心，我们的办公室经常飘出各种香味，令人垂涎欲滴。

　　好了，不多说了，大家开始愉快地阅读吧！

罗大伦

2020.11.24

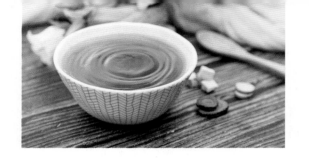

目　录

春季篇

夏季篇

五、好好过一个不生病的夏天　074

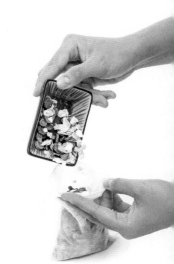

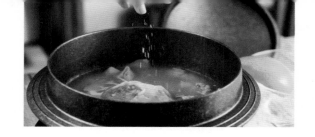

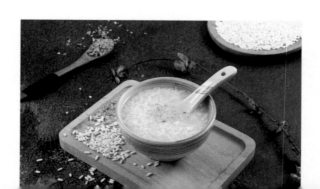

秋季篇

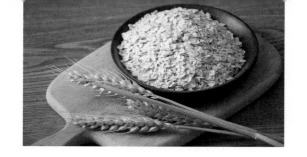

冬季篇

十六、冬天，我们应该如何 好好保养？ 286

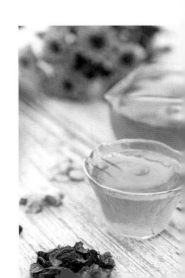

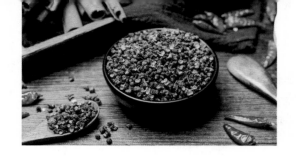

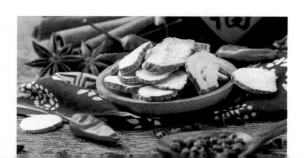

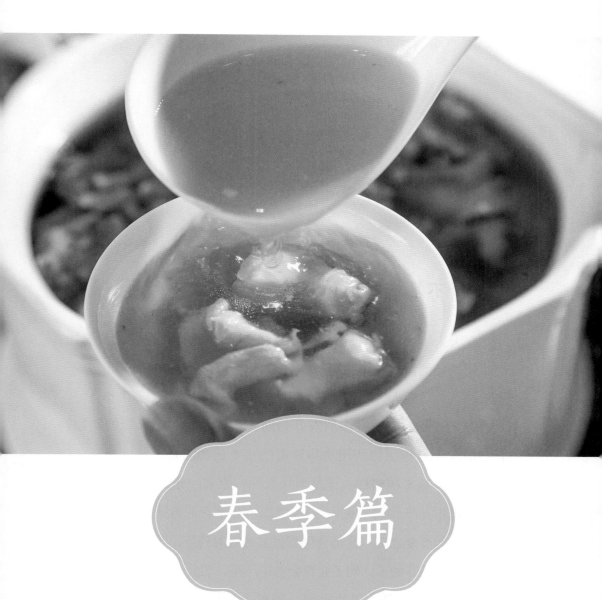

春季篇

一、春天，一定要补肾精

1 肾精不足或阴虚体质的人，最容易上火

春天来了之后，空气里都是清新的味道。那么，在春天我们如何才能更好地保护身体呢？

我认为，春天，阴虚或肾精不足之人一定要做好滋养工作。

春天一到，就有很多朋友开始向我咨询各种"上火"的问题，有些朋友还自作主张使用清热解毒的寒凉药物给自己"灭火"，结果导致身体越来越糟糕。这是为什么呢？原来，此时的火往往是阴虚与肾精不足导致的"虚火"，不能以清热解毒的方式处理。

每年的春夏之交，我都会遇到很多奇怪的病证，基本上很多人的症状从冬至就开始了，到了立春会愈加严重，然后一直持续到夏天。

这些病往往都是突然出现，表现为热证，多数是头面部的热证，比如，牙痛、咽喉肿痛、眼睛红肿、三叉神经痛、头痛、耳痛，甚至面瘫、全身皮肤红疹等。有些病证来势凶猛，比较可怕。

但既然是热证，用清热解毒的方法应该有效，可是这些病证，清热解毒不但无效，有些反而会导致病证更严重了，这到底是怎么

回事呢？

其实，谜底很简单，这些病证都是由肾精不足引起的龙雷之火（龙雷之火指肾里所藏的一点点真阳，这一点真阳是生发的源泉）上奔或者外越所致。这个道理，我讲过很多次，人们之前对肾精的重视不够，甚至把肾精和肾阴搞混，包括一些古代的医家，也会出现把两个名称搞混的问题，或者把肾精直接称为"真阴"。

其实，肾精就是肾精，是肾中阴阳的源头，也是我们生命的基础。

肾精不足会导致肾阴、肾阳都不足，在不同人身上、不同季节会各有倾向。比如，在春天时，肝木生发，肾精不足往往向肾阴不足发展。平时就肾阴不足之人，此时症状会更加严重。

• 春季，身体出现上火等热证，可能是肾精不足了

我给大家讲几个比较典型的肾精不足的案例。

医案一

有一位老人，他的面部皮肤出现了问题。

这位老人常年卧床，身体不佳，春天一到，突然面部皮损严重。

他的家属用了很多膏剂和清热解毒的药均无效。找到我之后，我判断是肾精不足，龙雷之火上奔所致。于是，我告诉家属用引火汤，熟地（熟地黄）改为50克。结果一服药后，红斑退去，基本恢复正常。然后我又让他继续服用了两服引火汤善后。

在春夏之交，这种情况特别多，肾精不足之人最容易出现各种热证。此时，不可一味清热解毒，要注意滋补肾精。

医案二

有一位中年男士，突然起了一身疹子。

据他自己表述，之前好像有点儿外感，没有发热等症状，但一直感觉身体有点儿怕风，然后就起了一身疹子，主要在胳膊和腿上，红成一片，几无完肤。

我看了照片，确实情况看上去挺吓人的，腿部的红疹一直到脚踝，胳膊的红疹一直到腋窝。去医院检查，医生判断是病毒疹，说这可能是感染了某种病毒出的疹子。给他开了开瑞坦，服用无效。

对于他的这种情况，我判断是由龙雷之火外溢，不能收敛所致。所以，仍旧给他用了引火汤，熟地改为 30 克，其他药物也酌情减量。结果，一服显效，两服痊愈。

如果在其他季节，遇到这两种情况，我多会考虑其他原因。但在春季，患病的人很多且症状比较类似，则可以先考虑肾精不足的因素，找到肾精不足的诊断方法，从而灵活掌握。

• 为何现在肾精不足之人如此多？

现代人消耗太大是肾精不足的主要因素。比如，殚精竭虑地思考问题、整天熬夜、吃辛辣香燥的食物、房事过度，甚至久病卧床等，都会导致肾精不足。

同时，现代人的生活节奏快，接受的信息刺激多。因此，肾精不足之人比比皆是。

• 肾精不足之人容易出现什么症状？

肾精不足之人，多数是上焦，尤其是头面颈部会突然出现热证——就是老百姓俗称的"上火"。这种病证，用一般清热解毒的方法根本无效，甚至会越来越重。同时，上焦热的时候，下焦冰凉，比如，脚踝、膝盖，都会感觉很冷。这样的人，舌质是红的，多数是暗红。

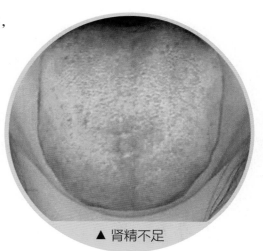

▲ 肾精不足

此外，肾阴不足的人，在春天阴虚火旺的症状会更明显。比如，很多人在春天感觉特别烦躁、容易发火、气急、心跳快、容易有出汗的症状。同时，还会出现眼睛干涩、口干想喝凉水、晚上盗汗、手脚心热——睡觉时手脚一定要放在被子外面、腰膝酸软、小便黄、大便容易干燥。这类人的舌质很红，舌苔很薄或没有舌苔，脉搏快。

如果肾精不足，则骨骼痿软、动作迟钝、生殖无力、精少不育；肾在体为骨，开窍于耳，其华在发，肾精不足之人则脱发齿松、耳鸣耳聋、腰膝酸软；肾精亏损，脑海失充，则会有精神呆钝、健忘等症状。

肾精是肾阴的基础，肾精化生阴阳。肾精不足之人，往往会上热下寒，虚火在上，经常上焦头面有各种热证、咽喉肿痛、牙龈红肿、口腔溃疡等"上火"的症状比较明显，可是膝足却容易发凉。

在春天，温度上升，肾精虚和肾阴虚的人会感觉特别难过。中医认为，五行对应五脏，肝脏属木，对应春天。春天是万物生发、万花尽放的时候，人体的气机也像树木一样会上升，开始"舒展枝叶"。而此时，如果地下的水不足，树木没有水分可以吸收，它就无法生长，从而会出现各种问题。

人体也一样，如果肾精不足，导致肾阴、肾水不足，水不涵木，则肝木生发不利，身体就会出现各种问题。

2 春天，您可以喝熟地山药汤来"灭火"

春天时，肝木生发，往往向肾阴不足发展，平时肾阴不足之人，此时会更加严重。中医管这种情况叫作"水不涵木"，意思是说，春天肝木上升，可是肾精肾阴不足，会导致肝木失养。

我在前面提到了，**一旦您的肾精不足，肾阴、肾阳都会不足，平素阴虚之人，则会向肝阴虚方向发展，从而身体出现问题。**

肾阴不足则会生热，致虚火上浮导致"上火"。而滋补肾精最重要的药物就是熟地，所以您在平时常喝这道熟地山药汤，能起到很好的滋补效果。

• 如何自制熟地山药汤?

这道汤中没有其他调味品，只用盐佐调出药材和食材原本的味道，不仅能滋补肾精，还能健脾养胃。

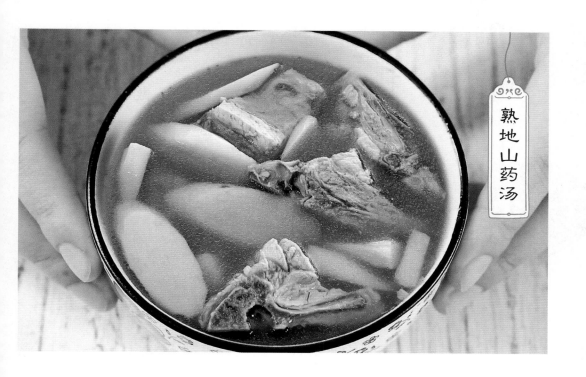

熟地山药汤

食材：熟地 30 克、枸杞子 9 克、麦冬 6 克、新会陈皮 1~3 瓣、肉桂 3 克、猪脊椎骨一节、鲜怀山药一段。

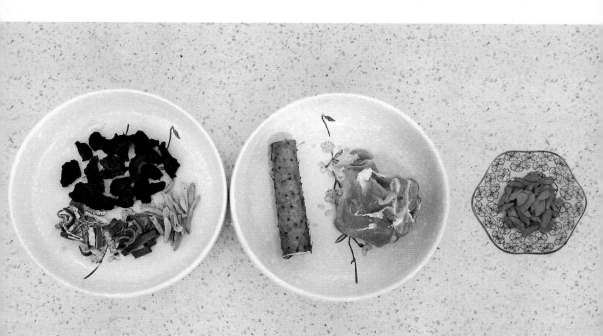

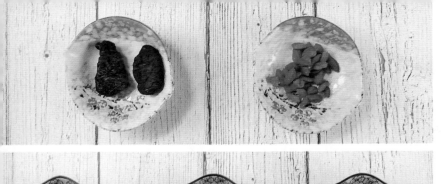

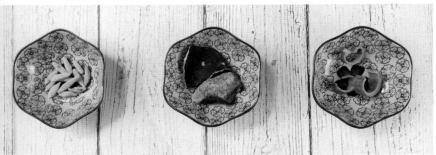

做法：

1. 把所有的药材
   清洗干净。

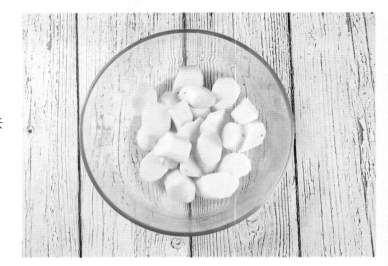

2. 新鲜的怀山药洗净后去
   皮切成小块。

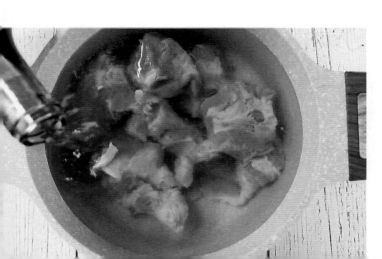

3. 将猪脊骨清洗干净后
   焯一下，除去血沫和
   腥气（可以放点儿料
   酒去腥）。

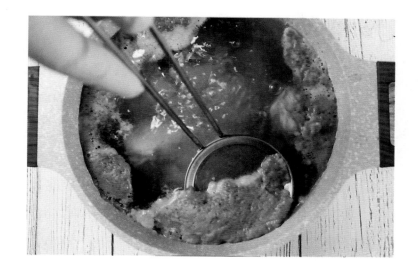

4. 撇去浮沫。

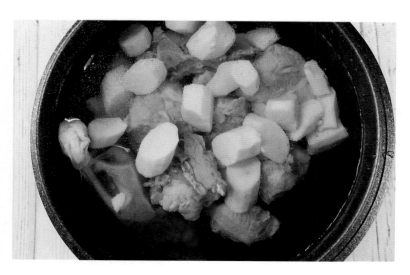

5. 把所有处理好的药材和食材都放入锅中,加入适量水,大火烧开后转小火慢炖1.5小时。

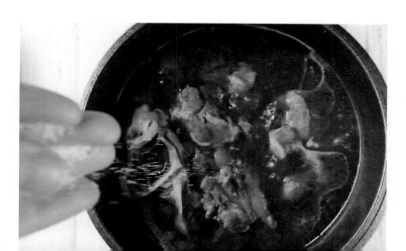

6. 时间到了之后,加入适量食盐调味。

• 熟地山药汤里的食材到底有多神奇？

这道汤中的食材选用很有讲究，**要想祛虚火，首选滋阴的药材**。肾乃先天之本，脾乃后天之本，先天温养激发后天，后天补充培育先天；肺金乃肾水之母，肺阴充足，下于肾，则使肾阴充盈。因此，健脾、养肺胃之阴也同样重要。

熟地黄简称熟地，味甘厚，性微温，质地柔软，入肝、肾经。功善补血滋阴，益精填髓，为滋补肝肾阴血之要药，常与山药配伍以滋补肝肾。

《本草纲目》中是这样介绍熟地的：

填骨髓，长肌肉，生精血，补五脏内伤不足，通血脉，利耳目，黑须发。

怀山药作为"四大怀药"之首，医家评价其"温补""性平"，是药食同源的典范，也是健脾胃、补肝肾的珍贵药材。经常食用，不但可以增强体质、滋养皮肤，而且对肾虚腰痛、食欲不振、食少便溏、脾虚泄泻等症状颇有良效。

枸杞子味甘平，为滋补肝肾、养血补精、明目之良药。枸杞补肝之精血的作用，被奉为"补肝第一猛将"。

麦冬味甘、微苦、微寒，既能养肺胃之阴而生津润燥，又能清心而除烦热。无论是阴虚有热还是温病热邪伤阴之证，麦冬皆为常用要药。《神农本草经》将麦冬列为养阴润肺的上品，言其"久服轻身，不老不饥"。

新会陈皮味苦辛，芳香醒脾，作用温和，为健脾理气之佳品；日常可以用陈皮泡水，开胃健食、健脾化痰，但不可长期大量饮用，适当饮用即可。

肉桂有引火归原、益阳消阴之功效，正适用于虚阳上浮证。

最后，搭配猪脊骨，不仅滋阴润燥，还有丰富的营养价值。

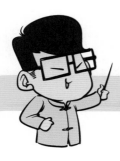

罗博士叮嘱

① 熟地不可与萝卜、葱白、韭白、薤（xiè）白同食。萝卜降气，葱白、韭白、薤白辛窜走气，影响地黄的滋补作用。且熟地黄味甘，性尤滋腻，脾虚痰多气郁者慎用。

② 此汤不必天天服用。但肾精不足之人，在感觉有虚火的时候，如果能偶尔服用一次，比如，每周一次，坚持两个月，相信会对身体有非常好的恢复作用。

二、春天，为什么阴虚之人会难过？

1 春天，阴虚之人身体最容易出问题

• 容易疲惫，晚上睡不好觉怎么办？

立春过了之后，寒冷渐渐远去，很多地方的温度开始上升，人体也随着季节和温度开始变化。此时，身体最容易出现问题的，恐怕就属阴虚体质的人了。

曾经有位朋友介绍一位女士来找我，她说自己白天特别容易疲惫，但晚上却睡不好觉——翻来覆去难以入睡，情绪也比较急躁。去医院什么都没有检查出来，可是状态又确实不好。找到我之后，我看了一下她的舌象，整个舌头呈鲜红色，甚至有点儿红绛色，舌头的形状是尖尖的——这是典型的肝阴不足舌象。

于是，我给她开了一个滋阴的调理方——中医名方一贯煎，去掉了方子里的川楝（liàn）子。

结果，再次见到她的时候，她说身体已经基本恢复，没有不舒

服的感觉了。

其实，这就是中医的优势，有些身体的失调，比如，阴虚、阳虚，西医并没有明确的检查指标，所以您在医院查不出什么问题。

可是，这种失调却会导致人体出现不适。此时，如果您能通过中医的方法将身体调整过来，会改变您的生活质量。**而且，任何身体的失调，最终都会引起疾病，调整好以后，就不至于再朝着疾病的方向发展了。**

• 阴虚会使人体产生虚热

阴虚是身体内主静、主润的物质基础不足所致。这种物质，我们称之为"阴液"。

如果一个人体内的阴液不足，无法滋润身体，不能含抱阳气，则会引起一串的问题，比如，头晕耳鸣、失眠多梦、健忘、腰膝酸软、性欲亢奋、遗精、女子经少或闭经或崩漏、形体消瘦、咽干口燥、潮热、五心烦热、盗汗、颧红、舌红少苔或无苔、脉细数。

一旦您有以上这些症状，就说明您的体质阴虚了。

阴虚会使人体产生虚热。《黄帝内经》讲"阴虚则内热"，这种内热是虚热，和实热不同。实热，指有外来的热邪，或者体内滋生的湿热等，这是真的"多出来"的热；而虚热，是指滋润身体的"阴"的物质不足，导致"阳"相对多余。

比如，一口锅里满满都是水，炉子上点着小火，此时锅内的水保持着温暖的温度，不至于沸腾。这就像人的一个平衡状态，体温一定，水就好比体内的"阴"。可如果锅里的水倒出了一些，快见底了，但火还是那么大，虽然只是小火苗，但过一会儿您就会发现，锅里剩下的一点儿水沸腾了！如果把锅比喻成人体，此时这种沸腾的状态就是阴虚。其实，火还是那么大，只是水相对少了，直接导致锅（人体系统）内热量的增加。

阴虚的现象是广泛存在于人体的，而且对健康影响比较大。

春夏之际，阴虚之人是最难过的，因为本来就有内热，而外在天气的热又会伤人体内之阴，从而让体内更热，所以阴虚的人，"秋冬易过，春夏难挨"。

总有朋友问我，体质会夹杂出现吗？

会的，**阴虚可与气虚、血虚、瘀血、阳虚、阳亢、精亏等证候同时长期存在或互为因果。**

那么，这些问题的调理，有前后的次序吗？

基本是没有的。见到阴虚，就要滋阴，同时缺什么补什么，有什么障碍就同时清除。比如，阴虚伴有瘀血，那就在滋阴的同时，活血化瘀就可以了。

• 为什么您会阴虚？

阴虚形成的原因，大概分为以下几种。

1）热病

人患了热病以后，因为感受到温热之邪，或者杂病日久伤耗阴液，会导致阴虚。

2）年龄增大

随着年龄增大，阴的物质不断衰减消耗，会导致阴虚。很多老人都是阴虚的体质，所以《素问·阴阳应象大论》有过这样的记载："年四十，而阴气自半也。"

3）欲望太过（五志过极）

情绪不稳定的人，如果欲望不断过极，则相火会比较旺，从而出现肝火过剩的情况。此时会灼伤肝阴，导致阴虚。

4）房事不节

房事过度之人，消耗肾精，则会导致阴虚。

5）过服温燥之品

吃过很多热药，或者平时饮食喜欢辛辣之人，会出现阴虚的体质。

6）起居不当

熬夜伤阴，现在很多人整天熬夜，不但伤血，而且耗阴——这种伤阴方式在现代非常普遍。

7）父母遗传

部分人的阴虚体质，是从父母遗传而来。比如，父母就是严重的阴虚，或者是母亲在怀孕期间过食辛辣等伤阴之物而来。

2 肝阴虚的人，在春天最难过

• 肝阴虚的人有什么表现？

通常，我们讲阴虚指的是全身性的。但是，阴虚也会在某个脏器比较突出，比如，会有肺阴虚证、心阴虚证、胃阴虚证、脾阴虚证、肝阴虚证、肾阴虚证等。

下面，我主要和大家聊聊肝阴虚。

肝阴虚指的是在阴虚的基础上，肝脏阴虚的情况比较突出。

比如，肝开窍于目，所以肝阴虚的人会出现头晕眼花、两目干涩、视力减退的情况，根据肝经循行的位置，又会出现面部烘热或两颧潮红、两胁胀痛的情况；女性容易出现生殖系统的热证。

因为肝主筋，如果肝阴虚（肝阴不足），还会出现手足蠕动、抖动的情况。

肝主疏泄，所以肝阴不足（肝阴虚）之人，情绪还易怒、暴躁。

除此之外，阴虚的其他症状，比如，口咽干燥、五心烦热、潮热盗汗、脉弦细数等症状依旧存在。肝阴不足之人的舌象，往往舌质很红，没有舌苔，或者舌苔很薄，非常典型的舌形往往是尖尖的。

因为春天属木，此时肝木生发。但肝阴不足之人，就像树木要生长，却没有水来滋润一样，会出现各种问题。其中问题最多的就是头晕（甚至西医检查时出现血压升高）和脾气暴躁。

现如今阴虚之人很多。我母亲上了年纪后就是阴虚体质，所以每年春天时我都要给她滋阴，否则，她的情绪就会特别难以控制，容易发火，血压也不是很稳定。**因此，阴虚体质的人提前滋阴，才可以在春天平稳度过。**

● 肝阴虚的人，春天请用"滋阴泻火方"滋补

前面我提到了中医的一个方子，叫一贯煎，是清代医书《柳洲医话》里的方子。这个方子的组成是：生地、当归、沙参、枸杞子、麦冬、川楝子。

其中的川楝子是泻肝火的，其余的都是滋阴的药物。这个方子非常经典，对于肝阴不足之人，我基本以此方为主调理，只是稍微改进了一下。

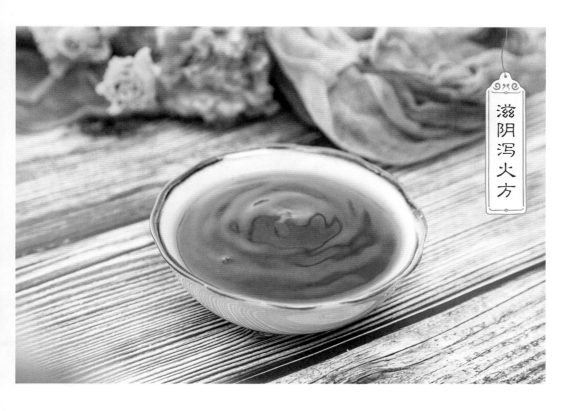

滋阴泻火方

滋阴泻火方

配方：生地9克、麦冬9克、石斛9克、白芍9克、枸杞子9克、当归6克、炙甘草6克。

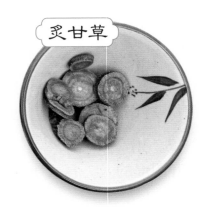

炙甘草

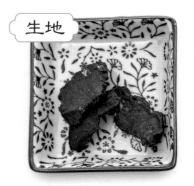

生地

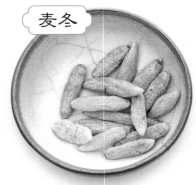

麦冬

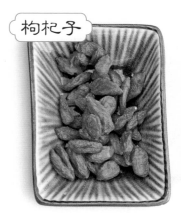

枸杞子

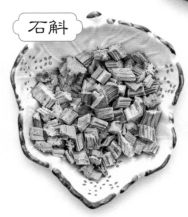

石斛

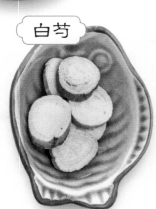

白芍

做法：将上述药材兑5杯水，大火开锅后小火熬至2杯即可。

用法：一般服用3~5天即可明显改善，不必多服。

叮嘱：1.最好请当地的医生，根据自身具体情况加减。

2.孕妇请在医生指导下使用。

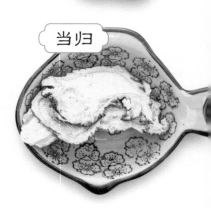

当归

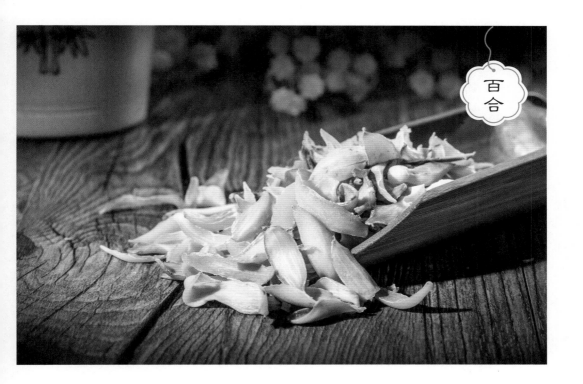

百合

此外，在肝阴不足时，服用六味地黄丸也是可以的。宋代的钱乙在创立六味地黄丸这个方子后，基本上肝肾阴虚的人都用此方来调理。

在饮食方面，阴虚的人可以吃一些凉性的食物，比如，芝麻、糯米、绿豆、藕、马兰头、大白菜、黑木耳、银耳、豆腐、甘蔗、西瓜、黄瓜、百合、山药、乌贼、甲鱼、鲍鱼、螃蟹、牛奶、牡蛎、蛤蜊、海蜇、鸭肉、猪皮等。

这些食品性味多甘寒凉，都有滋阴的功效，可以和滋阴的药物配合，做成药膳。

阴虚火旺的人，应少吃辛辣及煎、炸、爆、烤的食品，控制食用牛羊肉、鸡肉，热性的食物要适可而止。

阴虚的人，因为身体基础不同，最终也会落到各个脏器的阴虚上，比如，肺阴不足、肝肾阴虚、胃阴不足、脾阴不足、心阴不足，等等。

但我觉得，对于普通人来说，总体谈阴虚就可以了，您只要滋阴，五脏之阴就都会受益——大的方向没错，身体一定会有所改观。

• 西医的很多病名，其实都是阴虚的结果而已

有的人到处求医问诊，觉得自己患了严重的疾病。其实，只是单纯的阴虚，西医的很多病名，都是阴虚的结果而已。所以，很多人到处求医未必有效，还不如自己认真地分析体质，如果是阴虚，就认真地滋阴，滋阴之后，这些症状则会全部消失。

此外，在春季，阴虚之人要尽量避免暴晒，不要在酷热中从事什么活动，避免大汗淋漓——这样会严重地伤阴，甚至会出现阴脱的危症。

另外，阴虚之人容易动火，脾气会大，而坏脾气同样会导致阴虚严重。所以，阴虚之人如果能保持心态的平和，保持安静，不冲动，会对身体有好处的。

一旦您能做好滋阴的工作，脾气自然会小一些，这是从身体来调整心理的一种非常好的路径。

反过来，一个人如果修养不足，性格暴躁，则很容易伤到肝阴。如果我们能够静心安神，多读读养心之书、做做养心之事，比如，学习一下书法，练练太极，对涵养肝阴是非常有好处的。

春天来了，各地的花陆续开放了，这对正常的人来说，是非常惬意美好的事情。但是，阴虚之人会感觉到各种不适。

此时，如果您能懂得其中的道理，自己调理一下，能与家人、朋友一起心平气和地赏花，那才不辜负大自然的厚爱啊。

3 春天，阴虚的朋友必喝的滋补食疗方

• 阴虚之人的滋补佳品一：冬瓜瑶柱老鸭汤

随着春天的到来，生之气息也越来越热烈了。温暖的南方已有鲜花盛放，而北方的气温也有了回暖的征召，大地的阳气随着太阳的"回心转意"慢慢升发，温煦着每个人。

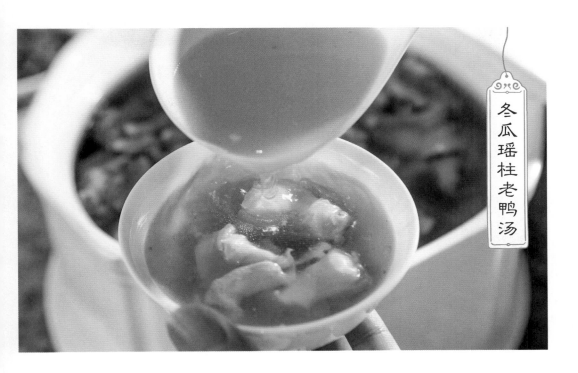

冬瓜瑶柱老鸭汤

在天气逐渐变暖的日子里，阳虚体质的人最开心了，而阴虚体质的朋友会开始觉得燥热、口渴、容易心烦发脾气、睡觉盗汗等。此时，阴虚体质的朋友除了可以请中医开方子或服用中成药调理之外，也可以积极地用食疗的方法来给自己滋阴、润燥、降火。

下面，我给阴虚的朋友介绍一道非常好的滋阴润燥的食疗方——冬瓜瑶柱老鸭汤。

1) 如何自制冬瓜瑶柱老鸭汤?

冬瓜瑶柱老鸭汤

食材：鸭子半只、冬瓜 500 克、麦冬 9 克、石斛 9 克、瑶柱 1 把、陈皮 3 克、大枣、生姜。

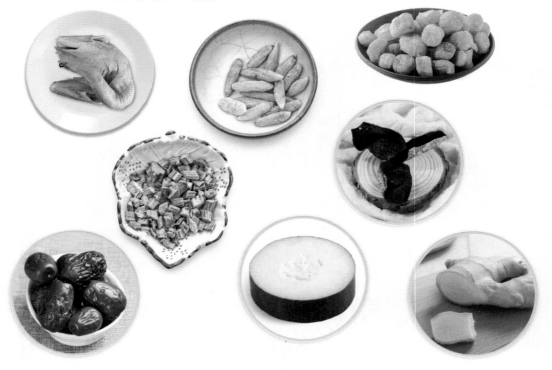

做法:

1. 把所有食材清洗干净, 麦冬、瑶柱、大枣和陈皮分别用清水浸泡一会儿。

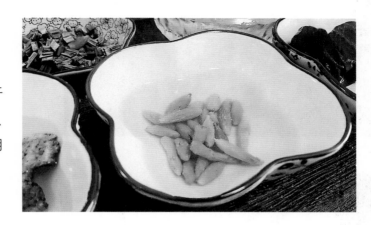

2. 冬瓜去瓤、去籽、去皮。籽和皮留下备用, 冬瓜切块或片。

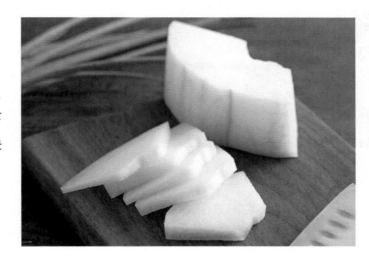

3. 鸭子斩块, 凉水下锅焯水, 水开后2分钟左右即可捞出。焯肉时可以放些生姜皮去除肉腥味。

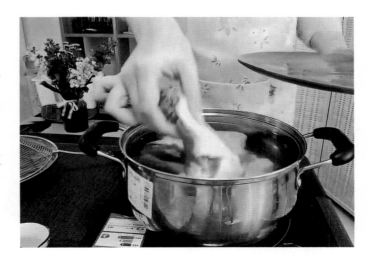

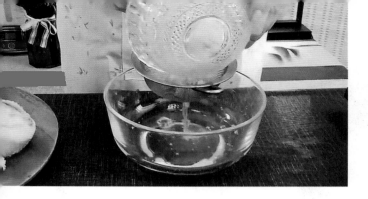

4. 浸泡好的食材沥干水备用。

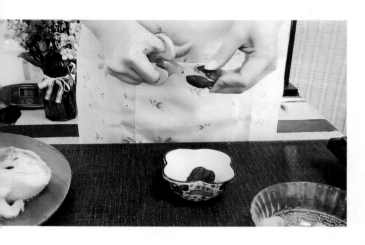

5. 把大枣剪开。

6. 用隔水炖的方法，首先放入不用吃的食材：麦冬、石斛、大枣、生姜、陈皮、冬瓜皮、冬瓜籽。然后放上隔渣帘，再放入可以吃的食材：瑶柱、冬瓜肉、鸭肉。最后添好水。

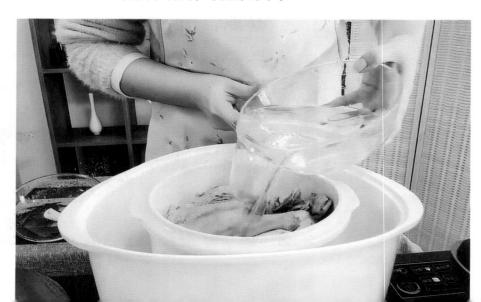

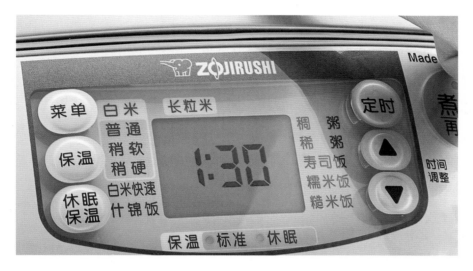

7. 外锅也加好水，选择煲汤模式定时 1.5 小时即可。如果用砂锅煲汤，放入食材后大火烧开转小火慢炖 1.5 小时即可。

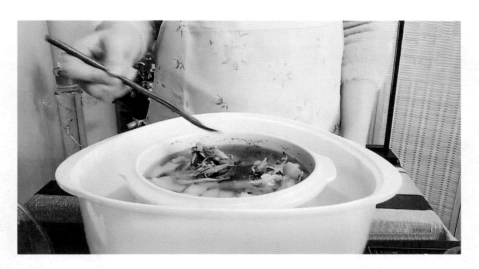

8. 时间到，加入适量食盐，搅拌均匀即可。

叮嘱： 1. 凉水下锅焯水的鸭肉肉质嫩滑不柴，入口即化，完全没有腥味。

2. 鸭肉的油脂比较丰富，如果您觉得油太多，在焯好后可以把鸭肉的皮去掉，这样就会减少很多油脂。

鸭肉是非常好的滋阴食材，有补益气阴、利水消肿的功效，适宜于虚劳骨蒸、水肿的人煲汤食用。

麦冬和石斛是滋阴的常用药材。麦冬可滋阴润肺、益胃生津、清心除烦。另外，麦冬对肺燥干咳、津伤口渴、肠燥便秘、心烦失眠等都有调理功效。石斛有益胃生津、滋阴清热的功效；可以滋胃阴生津止渴，滋肾阴降虚火。

2）冬瓜皮和冬瓜籽，药用价值更高

冬瓜是我家餐桌上常见的蔬菜，不过一般人平时吃的基本是冬瓜肉，药用价值更高的部分其实是冬瓜皮和冬瓜籽。

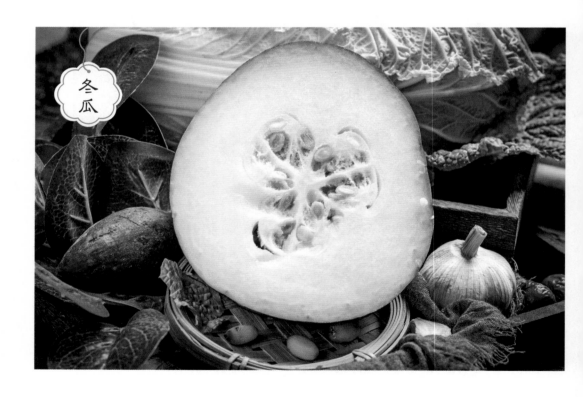

冬瓜皮味甘，性凉，归脾、小肠经，有利尿消肿、清热解暑的作用。冬瓜皮药性平和，如果您有水肿胀满、小便不利、短赤、暑热口渴的情况，平时就可以用一些来熬水代茶饮。

冬瓜籽味甘，微寒，归肺、脾、小肠经。功效是清热化痰，排脓利湿；适用于痰热咳嗽、肺痈肠痈、带下白浊等证。

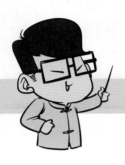

罗博士叮嘱

① 我们平时煲汤的时候，可以留下冬瓜皮和冬瓜籽，冬瓜皮可以晒干后存放起来备用。

② 此汤在感冒时不宜食用，可以在感冒好了以后再享用。

• 阴虚之人的滋补佳品二：沙参玉竹老鸭汤

除了上面提到的冬瓜瑶柱老鸭汤，阴虚体质的朋友还可以在平时做另外一道汤来滋补——沙参玉竹老鸭汤。

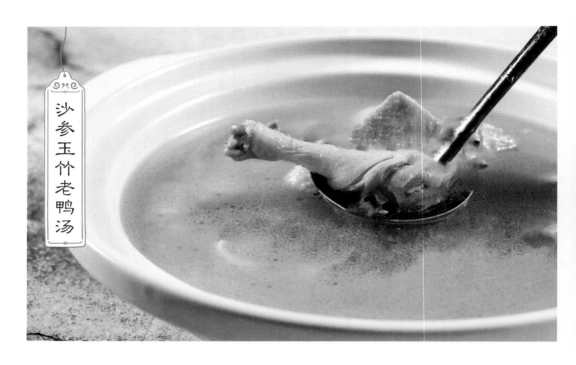

食材：老鸭半只、北沙参 9 克、玉竹 9 克、生姜 1 片、食盐适量。

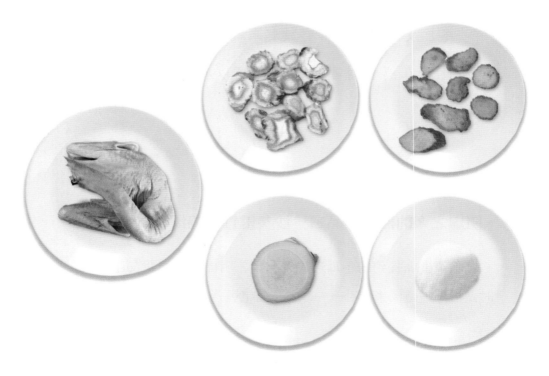

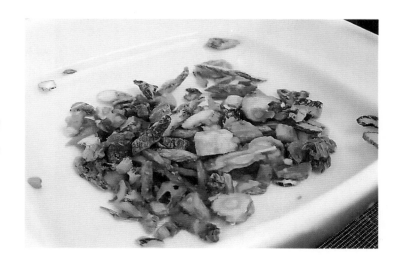

做法:

1. 沙参和玉竹用清水滤洗后浸泡10分钟。

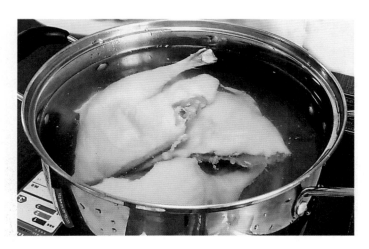

2. 鸭子洗净,斩块,凉水下锅焯水。焯肉的时候可以加入生姜皮或是几片生姜,能够去除肉的腥味。

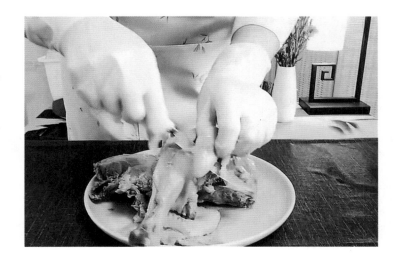

3. 鸭子焯好后捞出,为了防止汤水过于肥腻,可以把鸭皮和肥肉剔掉。

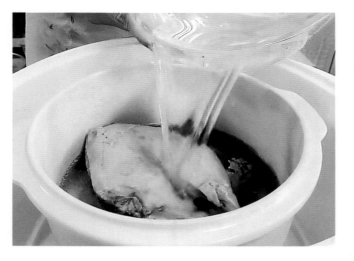

4. 把焯好的鸭子、浸泡好的沙参和玉竹、生姜片全部放入锅中，倒入适量温水，因为焯过的肉经凉水刺激会回生，使肉质变柴变硬。

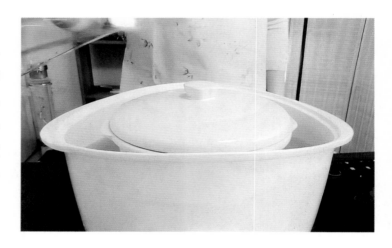

5. 盖好锅盖，大火烧开后转文火慢炖1.5小时。隔水炖的方法更加省心省力，而且能最大程度地保留食材的营养。

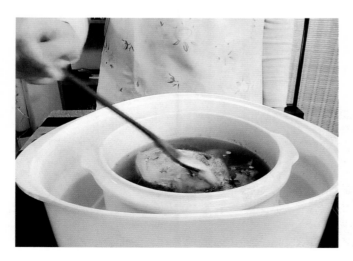

6. 时间到了，揭盖加入适量食盐，搅拌均匀即可。

这道汤的配方非常简单，做法也相对容易。时间紧张的上班族也可以自己动手制作。

鸭肉的油脂非常多，您在处理鸭子时，可以剔掉鸭皮和肥肉部分。总之，让煲出来的汤水越少油腻越好。

鸭肉能够滋阴益气，民间有"嫩鸭湿毒，老鸭滋阴"的说法。因此，做药用时一般会选择老鸭，取其湿性较弱、补益气阴的功效。同时，服用鸭肉可以利水消肿，对于虚劳骨蒸、咳嗽、水肿都有一定的疗效。

在选用沙参时，我们一般选用的是北沙参，可以补肺阴、清肺热，同时可以滋养胃阴、清胃热，能治疗肺热燥咳、热病伤津、咽干口渴；玉竹能养阴润燥、生津止渴，功效与沙参相同，通常与沙参相须为用，来增强滋阴的效果。

希望大家在判断清楚自己的体质后，能够善用这些常见、常用的食材，做成食物来调理身体。最后提醒大家，沙参玉竹老鸭汤只适合阴虚体质的人服用，且感冒期间不要服用。

此外，如果体内有些湿气或者在天气湿热的时候想要滋阴，您可以选用冬瓜瑶柱老鸭汤；而单纯的阴虚，需要滋阴调整的，就可以直接用沙参玉竹老鸭汤。

三、春天，元气不足的人该如何补充元气？

1 元气不足，就是气虚了

有的朋友一到春季就开始出汗，稍微一动就汗出不止，这是怎么回事呢？

这种情况大致有三种可能：第一种，您气虚了；第二种，您的肾精不足；第三种，您的体内有湿热。

在此，我们先谈谈气虚之人在春天应该怎么养生。

• 元气不足的人，平时有什么表现？

气虚，指人体的正气不足，具体指的是由元气不足引起的一系列病理变化及证候。所谓气，是人体的基本物质，由肾中的精气、脾胃吸收运化的水谷之气和肺吸入的清气共同结合而成。

气存在于身体的各个角落，它可以推动人体的运转，因此，有宗气、中气、肾气、脾气、肺气、肝气、心气、卫气等。这些气分布全身，从而起到推动、温煦、防御、固摄和气化的作用。

一旦气虚，气的推动、温煦、防御、固摄和气化功能都会减退，接着会导致机体的一些功能低下或衰退，或抗病能力下降等。

气虚的具体表现通常包括身体虚弱、少气懒言、疲乏无力、面色苍白、呼吸短促、四肢乏力、头晕、动则汗出、白日自汗等症状。

最重要的是，气虚之人的舌头是有齿痕的（牙齿印），同时舌头容易胖大，舌苔上的唾液比较多。

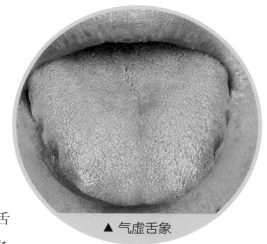

▲ 气虚舌象

• 元气不足的人，在春天身体容易出什么问题？

1）爱出汗

经过一个冬天的闭藏，人体的阳气开始外越，体表慢慢呈现开放的状态。而气虚之人，此时卫气不固，一旦气机上浮、外越，体表的固摄之力不够，则汗液会随之泻出，这样身体就容易经常汗津津的。

其实，气虚之人在平时就容易自汗，而在春季则汗出会愈加严重。有的人稍微一动，或者衣服穿多了，就会满头是汗。

2）特别怕风

在中医的系统里，春季对应东方，对应人体的肝，属木。春季是风动的时候，所以在一年四季里，春天的风是最多的。

此时，气虚的人会十分尴尬，不知道要怎么穿衣服。因为天气变热，要少穿衣服，但此时风很大，气虚之人容易出汗，很容易会被风吹到，因此，他们又要多穿衣服。所以，我常说，此时气虚的人要多多准备衣服，随时变换，这是解决方法之一。

3）特别容易伤风感冒

春天的天气变化十分明显，有时是连续几天温暖如春，有时会突然降温变冷。春季的气候如此反复，加上风邪不断侵袭，导致气虚之人非常不舒服。此时，温暖潮湿的气候适宜细菌、病毒繁殖，导致感冒更容易流行。

《黄帝内经》中"正气存内，邪不可干""邪之所凑，其气必虚"，说的就是如果您的正气不足，邪气则会趁机入侵——这是对气虚之人最好的告诫。

4）特别容易四肢无力，总是想躺着

到了春天，气虚之人会感觉困倦，总是想躺着。此时，人们会有两种感觉：如果总是困，想睡觉的人，一旦睡了总是起不来，睡眠时间变长的人，可能是气血不足的原因，偏血虚的原因多一点儿；如果总是四肢无力，懒于动作，想躺着的人，可能是气血不足，但是偏气虚的原因多一点儿。

其实，气虚和血虚是密切相关的，气血互生，这两者往往结合

在一起，难以截然分开。

一般人在春天稍微有点儿慵懒是正常的现象，但如果感觉身体非常无力，总是想躺着，稍微一动就四肢无力，则要考虑是否气虚了。

5）容易过敏

过敏的体质中，有很大一部分人是气虚的。所以，到了春季之后，这些人更容易出现过敏性鼻炎、皮肤过敏等症状。

此时，中医往往要调补患者的正气，才会使过敏的症状真正消失，否则效果不佳。

• 春天，元气不足的人要这么调

春季万物生发，人体的生机也日益旺盛，所以这是一个调理身体的好时机。气虚之人，此时只要认真调补，身体就可以很好地恢复。

1）要早起，要立志，不要穿紧身的衣服

《黄帝内经》记载：

春三月，此谓发陈，天地俱生，万物以荣，夜卧早起，广步于庭，被发缓形，以使志生……

这句话的意思是春季自然界万物生发，这时人们应当顺应自然界生机盎然的状态，早睡早起。早晨去散散步，锻炼身体，放松形体，使情志随着春天生发之气而不违背它，这就是适应春天的养生方法。

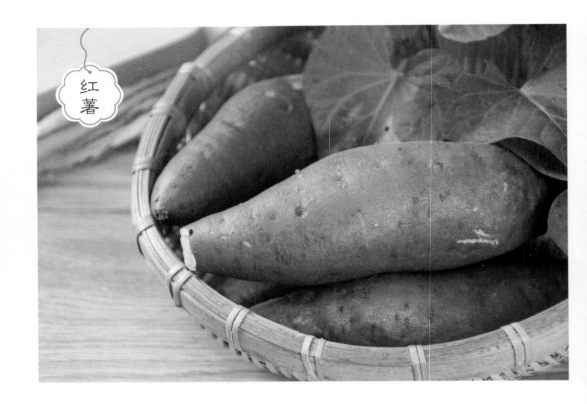

红薯

2）少吃酸味、多吃甘味的食物

春季的饮食原则，应如唐代的大医孙思邈所说："省酸增甘，以养脾气。"意思是要少吃酸味、多吃甘味的食物，以滋养肝脾两脏。

这里的甘味，指的是食物中的甘淡之味，比如，山药、南瓜、红薯、糯米、黑米、高粱、黍米、燕麦等食物，如果您仔细咀嚼，都会尝到有甘淡的味道。这些五谷杂粮都是养脾补气的好食物，非常适合气虚之人在春天服用。

3）服用补气的名方中成药，如玉屏风颗粒

补气的方子有很多，比如，香砂六君丸、归脾丸、补中益气丸等。在此，我给大家介绍一个补气的良药——玉屏风散。

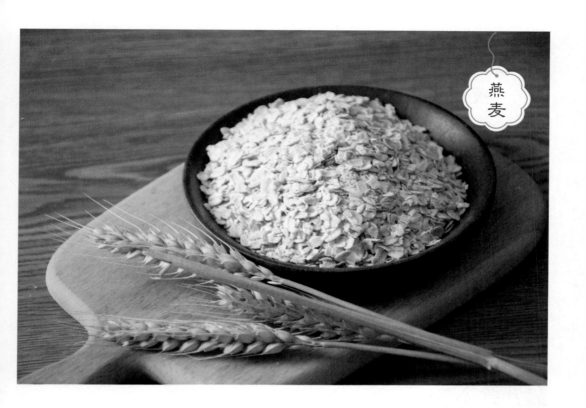

燕麦

此方出自宋代，由防风、炙黄芪、白术（炒）三味中药组成，专门治疗气虚引起的腠理不固、表虚自汗、汗出恶风、易感风邪、面色㿠白、舌淡苔薄白、脉浮虚。

这个方子现在已经做出了中成药，叫玉屏风颗粒，您可以用热水冲服，很方便。这个方子的名字，就好像有个玉做的屏风，来保护您的意思。

同时，此方对于气虚引起的各种过敏效果也较好，比如，对温差适应性差、气候变化就打喷嚏、皮肤容易过敏等，坚持用一段时间这个方子，会有很好的效果。

2 春天，总是感觉困倦的人，要常喝山药薏米瘦肉汤

在春季总是感觉身体乏力、困倦的人，我给您推荐一道汤——山药薏米瘦肉汤。您在春季可以经常给自己或给家人煮这道汤喝一喝，此汤可以有效健脾祛湿、舒筋除痹。

·元气不足的人，春天要常喝山药薏米瘦肉汤

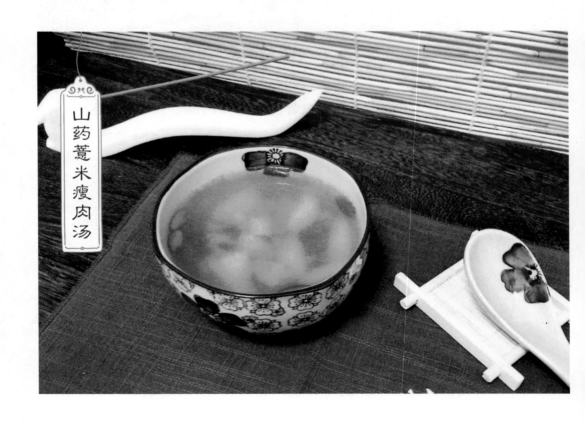

山药薏米瘦肉汤

食材：猪瘦肉、山药、薏米、大枣、枸杞子、姜、盐（用量根据个人习惯来定）。

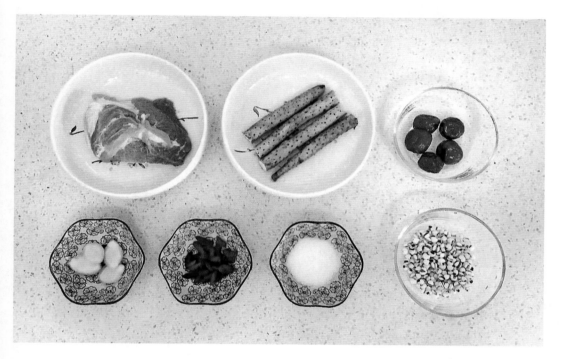

做法：

1. 将薏米、大枣、枸杞子洗净后浸泡，薏米提前浸泡一夜，大枣浸泡 2 小时，枸杞子只需浸泡一小会儿。

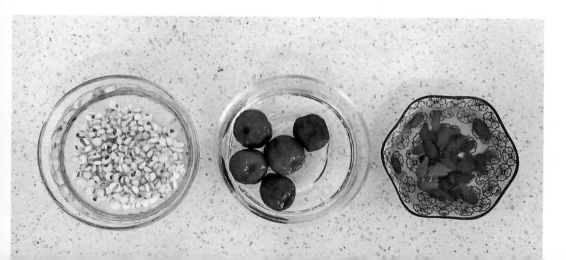

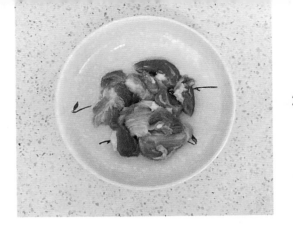

2. 猪肉洗净后切成小块。

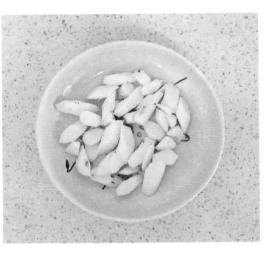

3. 山药洗净后去皮,切成小块或片。

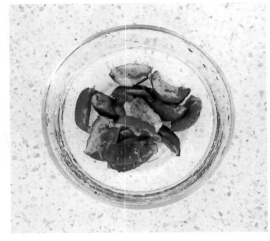

4. 泡好后的大枣去核备用。

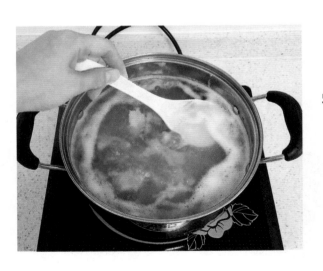

5. 猪肉焯水,可以去掉血
   沫和腥气。猪肉开水下
   锅,焯的过程中把浮沫
   撇去,焯好后捞出。

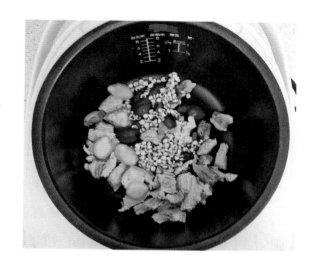

6. 把焯好的猪肉、泡好的薏米、大枣、姜片放入锅中。

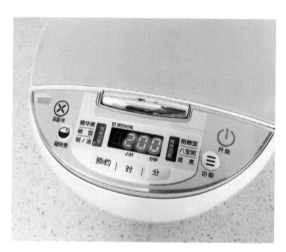

7. 加入适量水，电饭煲选择煲汤模式，时间设定2 小时。如果使用燃气煲汤，要大火烧开后转小火慢炖 2 小时。

8. 1.5 小时后，加入山药、枸杞子和适量的盐。稍稍搅拌均匀，盖上盖子继续炖 0.5 小时即可。

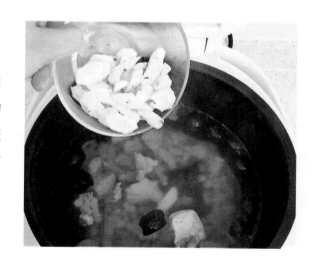

• 山药薏米瘦肉汤，为何能很快让您神气十足？

山药有益肾气、健脾胃、止泻痢、化痰涎、润皮毛的功效，对脾胃虚弱、泄泻、体倦、食少、虚汗等病证有很好的疗效。

薏米是常用的中药，又叫薏苡仁，有利水消肿、健脾祛湿、舒筋除痹、清热排脓等功效，是常用的利水渗湿药。

这道汤里面另外一个重要的食材就是猪肉，猪肉具有补肾养血、滋阴润燥的功效。猪肉熬汤，可以补充津液，养阴生津。

所以，这道汤特别适合气虚的朋友在春季食用。

3 春天，吃素的朋友可以常吃素烩玉米羹补元气

很多吃素的朋友到了春天，很想通过食疗的方式来滋补元气，但很多食疗的材料都是荤素搭配。在此，我给大家推荐一道适合所有人喝的汤——素烩玉米羹。

无论您是否为素食主义者，都可以放心大胆地享受这道平和、补益的素烩玉米羹。

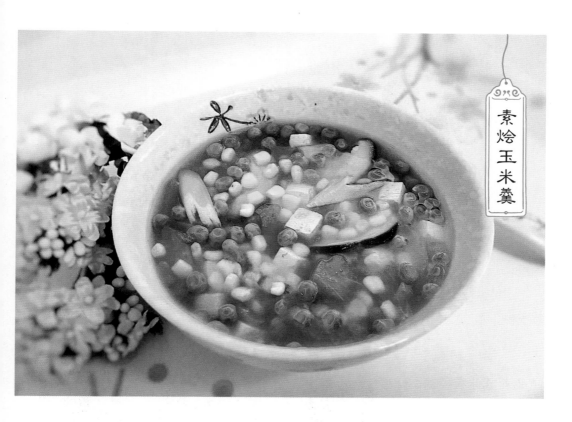

素烩玉米羹

食材：玉米粒、豌豆粒、西红柿、香菇、食用油、姜片、盐、鸡精、白糖、胡椒粉（用量根据食用的人数来准备）。

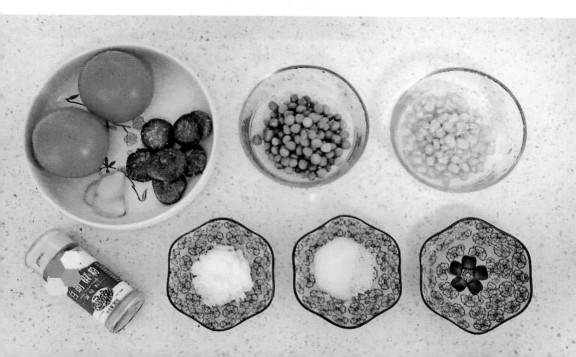

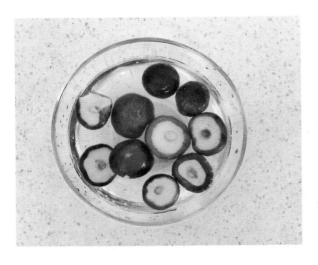

做法:

1. 用清水洗净香菇,再泡发,大概要浸泡2~3小时。如果是新鲜香菇,要清洗干净后去蒂。

2. 把玉米粒和豌豆粒洗净后倒入锅中,加入适量水煮熟。

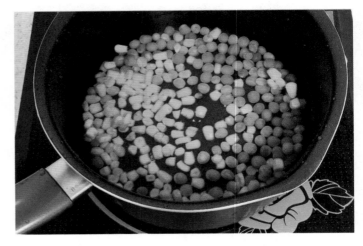

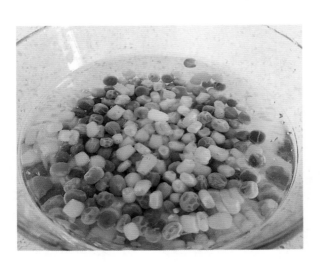

3. 玉米粒和豌豆粒煮熟后放入清水中浸凉后捞出备用。

4. 烧开水，把清洗干净的西红柿放入沸水中翻滚几圈。

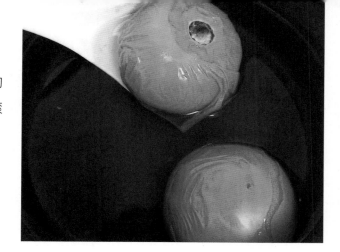

5. 将西红柿从沸水中取出，剥皮后切成小块。

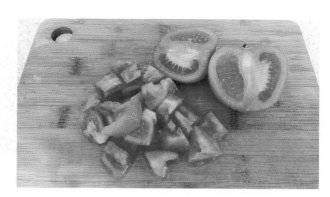

6. 把泡好的香菇切成小粒。

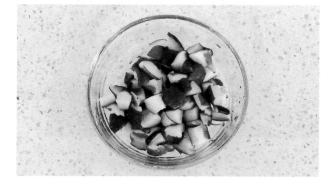

7. 往锅中加入一点点食用油，烧热，随后放入姜片爆香。

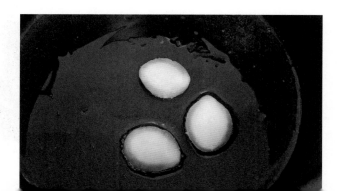

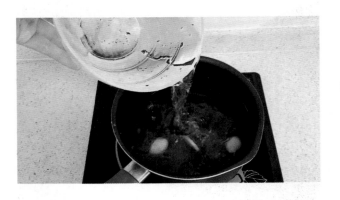

8. 待香味出来后，加入适量清水，煮沸。

9. 水开后，把之前准备好的玉米粒、豌豆粒、西红柿块、香菇丁全部加入锅中，大火烧开后转小火慢煮。

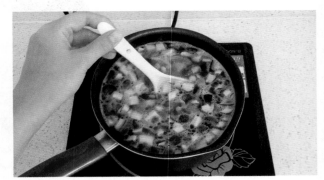

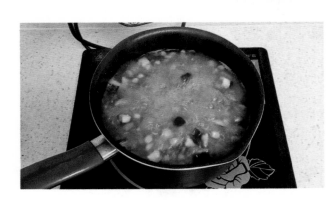

10. 过 20 分钟后，加入适量的食盐，再根据个人口味加入适量白糖，调和西红柿的酸味，可以选择放一点点鸡精提鲜，最后再撒入一些胡椒粉。

11. 搅拌均匀，再煮 5 分钟左右就完成了。

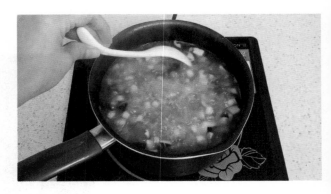

·老人和孩子都可以吃素烩玉米羹

这道羹的做法非常简单，而且用到的食材都是生活中经常会吃的，其中的玉米是被全世界公认的"黄金作物"。

中医认为，玉米具有益肺宁心、健脾开胃、利水通淋的功效，特别适合脾胃气虚，有冠心病的人食用，对便秘和大便不成形也有很好的调理作用。现代医学也证实了玉米中有非常高的纤维素含量，可以促进胃肠蠕动，防治便秘、肠炎等疾病。

香菇具有扶正补虚、健脾开胃、化痰理气的功效，适合食欲不振、正气不足、胃肠不适的人食用。

豌豆也是中医认为非常平和的食材，入脾、胃经，益中气，止泻痢，调营卫。

西红柿能生津止渴、凉血平肝，性虽微寒，但煮熟后也可以放心食用，并且西红柿和玉米都具有降三高的功效。所以，这道汤如果不放白糖，也非常适合有糖尿病、高血压的朋友喝。

4 说话气不足、面色萎黄的朋友，吃黄芪蒸鸡正好

·来自清代《随园食单》中的食疗名方——黄芪蒸鸡

很多气虚的人，一到了春天感觉自己连大声说话都难，唱歌更是上气不接下气。

气虚的朋友非常适合在平日慢慢进补。在此，我给大家推荐一个清代美食家袁枚所著《随园食单》中的方子——黄芪蒸鸡。

　　据《随园食单·羽族单·黄芪蒸鸡治疗》记载：

　　取童鸡未曾生蛋者杀之，不见水，取出肚脏，塞黄芪一两，架箸放锅内蒸之，四面封口，熟时取出。卤浓而鲜，可疗弱症。

　　从中我们可以看出，袁枚提供的方子非常简单，只用到了童子鸡和黄芪，做法也非常方便，上锅蒸就可以了。其中的"可疗弱症"，说的就是气血虚弱。

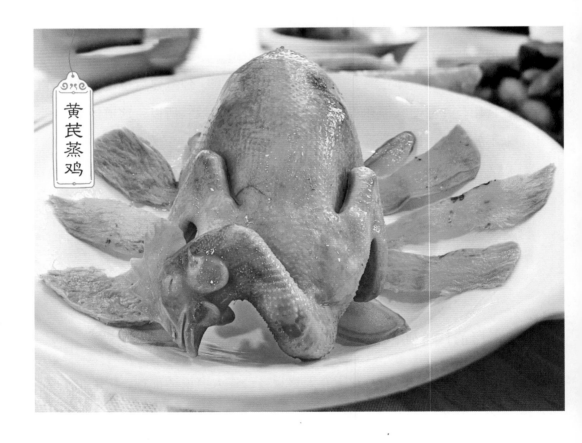

黄芪蒸鸡

因此，这道汤非常适合气虚的人食用。

• **如何自制美味的黄芪蒸鸡？**

黄芪蒸鸡

食材：童子鸡 1 只、黄芪（生黄芪）30 克、葱、生姜少许。

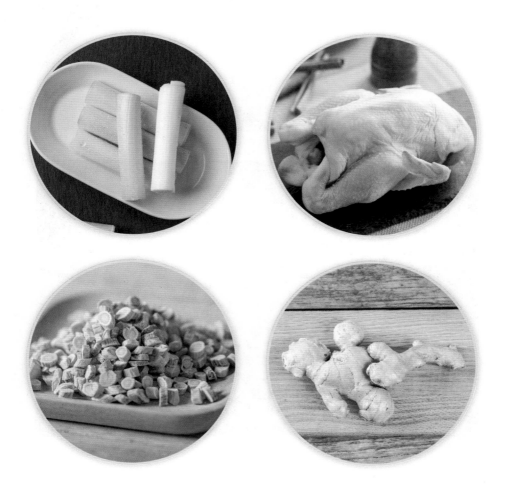

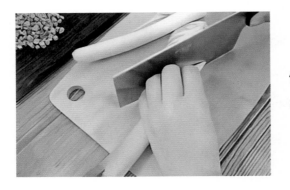

做法：

1. 大葱洗净，切片。

2. 姜去皮后切片，皮留下
   待用。

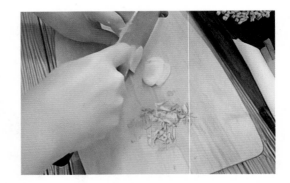

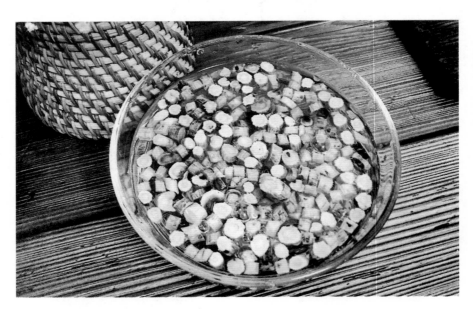

3. 把黄芪清洗干净。

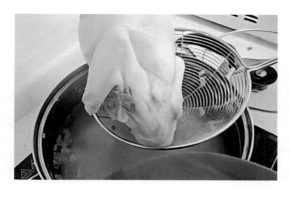

4. 烧开水，将童子鸡用开
   水焯一下。

5. 鸡放进水里后，把刚刚
   削下来的姜皮也放进锅
   里，姜皮可以有效去除
   生肉的腥气和血沫。

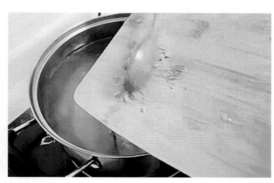

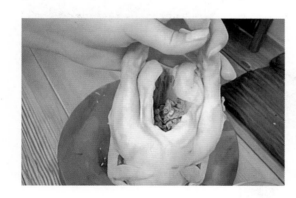

6. 焯好后把鸡捞出，把清
   洗干净的黄芪装入鸡的
   腹内。

7. 然后用牙签封好鸡腹部
   的口。

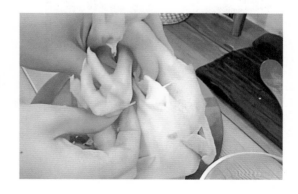

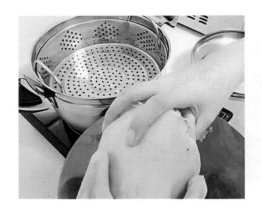

8. 将蒸锅架上，倒入适量水，再放上蒸帘，把处理好的鸡放到蒸帘上。

9. 撒上一些葱和生姜片。

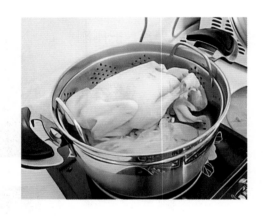

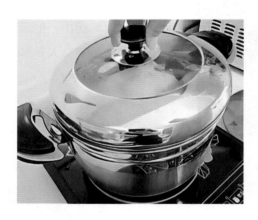

10. 大火烧开后，蒸 40 分钟即可。

叮嘱：痰湿体质之人要先清理掉痰湿再进补。

• 黄芪蒸鸡，补气双骄

方子中的黄芪，补气的力道绵长，非常适合做成药膳，徐徐进补。其性味甘、微温，可以补气升阳、生津养血，对气虚乏力、大气下陷，尤其是肺气虚弱、咳喘气短之人有很好的补益作用。

气和血是互生的，黄芪在补气的同时还可以养血——补气以行血，所以气血两亏、面色萎黄的人，非常适合用黄芪进补。

在肉类中，鸡肉也是补气的好手，其性温味甘，有温中益气、补精填髓的功效，适合平素体质虚劳羸弱或者病后体虚的人服用。

在前面我们看到了，袁枚的黄芪蒸鸡用到的食材就只有童子鸡和黄芪，没有用其他任何调味料，所以这次我们也只加了一些葱姜，可以给鸡肉多添一丝滋味，提升温阳的效果，但鸡肉总体仍然保持着本身的鲜美甘润，还夹带着黄芪的药香气。

如果您不喜欢这种口味，也可以根据个人的口味加入一些食盐和料酒，稍稍把鸡腌制一下。不过，我希望有更多的人能静下心来品尝食物原本的滋味，这也不失为一种舌尖上的修行吧。

四、一到春天，身体就各种不舒服怎么办？

1 为什么一到春天，嘴唇就会干裂？

我们知道，很多地方的春、秋、冬三季，空气容易变得干燥。尤其进入春天后，有的朋友就会问我：为什么一到春天，我的嘴唇就会变得干裂？

很多人嘴唇干了，就会不自觉地去舔，最终嘴唇的周围都是红色的皴（cūn）裂，感觉很痒，然后嘴唇会起皮干燥，甚至一开口说话就会裂开。这到底是怎么回事呢？

• 嘴唇干裂，其实是患了唇炎

我以前也出现过这样的问题，记得当时我忍不住一直舔嘴唇，导致越舔越严重，最后嘴唇边上是一圈红色，又疼又痒，很是难受。

在中医里，这个病叫唇炎，也叫唇风。有一些中医论述的"唇
茧"或"茧唇"，也与此病相关。

唇炎主要有两个症状：

其中一个症状是干燥脱屑：唇红部干燥、脱屑、皲裂；裂口处
有渗出物或出血。一些朋友会感觉唇干、灼热或痒痛不适。

另外一个症状是渗出结痂：唇部及唇周围肿胀、糜烂；有炎性
渗出物及出血，形成脓或血痂，撕脱痂皮则留糜烂面。因疼痛及结
痂，致口唇活动不便，有灼热感。

《黄帝内经》认为："脾气通于口""脾之荣在唇"，说明此病的
主因与脾胃失调息息相关。

通常，血液亏虚的时候，就容易因燥而动风，这种情况在春天
尤其突出。所以，明代著名中医龚廷贤在《寿世保元》里面说："盖
燥则干，热则裂，风则肿，寒则揭。"

一般情况下，血虚往往是全身性的，此时脾血不足的情况会很
突出。通常，我们只是听说过脾气、脾阳，很少有人提及脾阴，更
不用说脾血了。但实际上，任何脏器都有气血阴阳、脾血不足的情
况，非常值得我们关注。

因为此病症状突出反映在嘴唇上，可以定位于脾，而血虚生
燥，此病燥的特点非常明显。因此，多数在春天患唇炎的人，是脾
血不足所致。

春天万物生发，此时阴血不足，就会出现更加燥热的情况。因
此，春天是唇炎多发的季节，且大多都是虚热之证。

• 脾血不足引起的唇炎，可用四物消风饮加减来调理

脾血不足导致的唇炎特征是，嘴唇周围颜色变红，皮肤感觉发热发痒。而嘴唇本身的颜色反而淡白，嘴唇皮肤干燥起白皮，甚至起皮屑。同时，还会有眼睛发干，舌质淡红或者淡白无血色，舌边有齿痕的情况。如果您体质阴虚，则会舌质发红、脉弱。

如果以上症状您都符合，可以服用四物消风饮加减来调理脾血不足引起的唇炎。

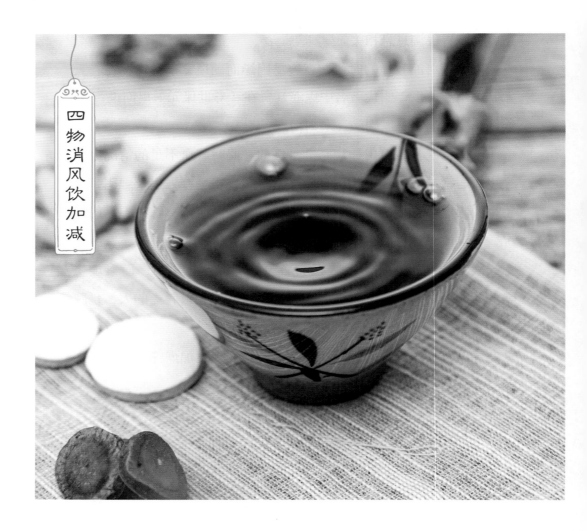

四物消风饮加减

配方：生地 15 克、当归 9 克、赤芍 9 克、川芎 6 克、怀山药 9 克、白术 9 克、莲子肉 9 克、柴胡 6 克、蝉蜕 6 克、薄荷 6 克、麦冬 9 克、石斛 9 克、炙甘草 6 克。

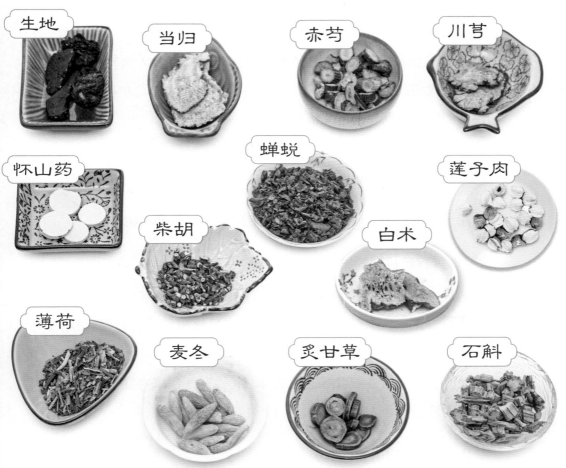

用法：水煎服，早晚各服一次。

叮嘱：1. 孕妇忌用。

2. 小朋友患了唇炎，如果他的舌苔比较厚腻，则可以酌情减量，比如，用一半或三分之一的分量，同时加上焦三仙各 6 克、炒鸡内金 6 克。

这个方子里用四物汤养血，但方中没有用四物汤原方里的熟地，而是用的生地，因为此时血虚生风，多有热象，往往也会伴有虚热，所以用生地代替熟地。

方子里的四物汤配合了补脾的怀山药、白术等药物，可以滋补脾血。同时，为了消除虚热，加上了滋阴的麦冬和石斛。

需要注意的是，这种脾血不足的症候，是我在春天所见到的多数情况。我将此方提供给大家，仅供参考，您在服用此方时最好是请附近的中医根据您的情况帮助加减。

• 由其他原因引起的唇炎，要如何调理才好？

除了脾血不足导致的唇炎，其他原因也可以引发此病。

1）脾胃蕴热型的唇炎

这种证型的唇部会红肿灼热，发病迅速，有小水泡，很快破溃、糜烂、流水，有脓血痂，唇周皮肤有黑褐斑，兼见口渴喜饮、口臭便秘、舌质红、舌苔黄腻、脉滑数。

此时，可以用古方双解通圣散加减，这是《医宗金鉴》里面的方子，比较经典。

2）肝火犯胃引起的唇炎

脾气急躁，胃部胀闷隐隐作痛，喜欢吃点凉的食物，小便黄赤，大便干燥，舌两侧红，苔黄干燥。

此时，您可以用古方柴胡清肝散之类的方剂来调理。

3）典型的阴虚导致的唇炎

手脚心热，心烦，消食快，容易饿，喜欢冷饮，睡觉盗汗，骨蒸潮热，小便黄，脉细数，舌质红，苔薄或者无苔。

此时，可以用《寿世保元》中的济阴地黄丸来调理。还有其他滋阴的方子，也都可以酌情使用。

• 治疗唇炎的两种外治方：桃仁猪油膏、鸡蛋黄的油

患唇炎最重要的是不要用舌头舔。您越舔，嘴唇干裂越严重，尤其是孩子，一定要注意。

在此，给大家介绍两个外用的方法。

方法1：用桃仁猪油膏涂抹患处

① 去药店买来桃仁，一次买 30 克，研磨成非常细的桃仁碎。

② 接着将 50~100 克肥猪肉在锅里加热，使其变成油，然后关火。

③ 在油放温的时候，把桃仁碎放入，调和均匀，然后放到冰箱里面，令其凝结，变成白色的油脂。

完成后，您可以每天用桃仁猪油膏涂抹患处，对唇炎的恢复效果甚佳。

此方法中，桃仁能活血化瘀，可以改善局部血液循环；猪油药性甘凉，有解毒的作用。

曾经有一位老中医对我讲，治疗那种难以治愈的褥疮，最有效的方法就是猪油外用。这个桃仁猪油膏的方法也是出自《寿世保元》。

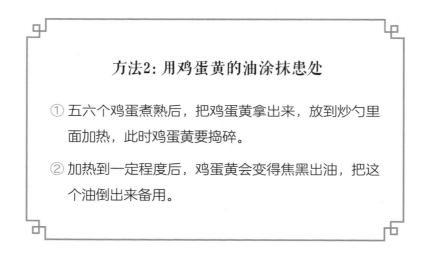

方法2：用鸡蛋黄的油涂抹患处

① 五六个鸡蛋煮熟后，把鸡蛋黄拿出来，放到炒勺里面加热，此时鸡蛋黄要捣碎。

② 加热到一定程度后，鸡蛋黄会变得焦黑出油，把这个油倒出来备用。

您可以每天用这个鸡蛋黄的油涂抹患处，也可以起到一定的效果。

2 春天到了，又开始咽喉红肿疼痛怎么办？

• 为什么有些人感冒一开始，就咽喉红肿热痛？

我之前讲风寒感冒时，提到会有几个阶段。第一阶段，会打喷嚏、流清鼻涕；等到进入第二阶段，会开始外寒里热，容易出现咽喉肿痛、痰黄的情况。

但是总有朋友问我："如果感冒一开始，就咽喉红肿热痛，那该怎么办呢？"

这种情况多数是风热感冒导致的。我之前讲过外感的患病基础，人体本来是有自己的防御部队的，它会阻止外邪进入，维持身体与周围环境的平衡。比如，您的口鼻之处有 100 人的防御部队，而外邪有 50 人，则外邪不敌防御部队，会被牢牢地控制住，无法入侵。而身体的经络像是河道，不断地用船运送新的防御部队，来和这些士兵换防。

一旦有任何原因引起了河道的障碍，导致无法运送士兵，则边疆的士兵随着生老病死会越来越少。当某一天防御士兵就剩下 30 人了，此时敌人是 50 人，则敌人占据优势，就会开始入侵。

虽然这只是我打的比方，**实际上任何引起经络运行障碍的问题，都会引起外邪入侵。**

1）经络不通则百病生

阻碍经络运行的因素，分为以下三种。

第一，受寒。温度降低，河道则会冻冰。

第二，受热。受热会导致经络中液体流失不足，津液不足，一旦河道里没有水，船就会搁浅，自然无法运送士兵。

第三，湿气重。一旦河道里发大水，污浊的水和淤泥裹挟在一起，则会堵塞河道。

其中，河道无水就是我们说的津液不足。

2）什么会导致我们体内的津液流失？

首先是体内环境的不正常，大致分为以下三种情况。

①此人素来是阴虚体质之人

一般阳虚之人，容易感受寒邪；而阴虚之人，因体内有虚热，津液不足，特别容易感受温热之邪。

阴虚体质且肾精不足之人，最容易受病。《黄帝内经》所言："冬不藏精，春必病温"，指的就是这种情况。

②有肝火之人

这种人情绪不佳、肝气不舒、肝火炽热，容易使体内处于温热的状态，最终耗伤津液。

③食用热性食物过多之人

大部分喜欢吃肉的人，会导致脾胃积滞、郁积生热，因而心肺之热无法下行，肾水无法上承。一旦出现了上焦的热证，津液不足，再感受外感，必定先会咽喉肿痛。

在这几个内部条件不佳的情况下，一旦外界的温度变化，则很容易感受温热之邪。

3）外界温度怎么变化，会导致人体津液不足？

在外界温度突然升高，导致人体汗液大量流失的情况下，会引起人体津液不足。

这种津液不足的情况，在古代最容易出现在夏天——天气酷热，人体大量流失汗液，则引起津液不足。

我曾经听一位江南的朋友讲，过去他们祖上有夏天热死的人，可以想见当时的惨状。但现在我们广泛地使用空调了，所以夏天的受寒和受热之人，比例逐渐差不多了，甚至受寒的人会多些。

春季是温热之邪为患的高发期。因为此时温差变大，早晚很冷，人体接受了这种凉的状态后，当中午暴热，如果您没有随时增减衣物，则容易大汗淋漓，导致津液损失。

人体失调的内因和外因是结合在一起的。身体正常，平素内无积热之人，在天气突然变暖的时候，可能身体不会有问题；但如果内因具备，则天气一有变化，就会大汗淋漓，经络运行就会出现障碍，外邪自然入侵——这在古代，就叫温热之邪入侵。

• 春天，热邪上身后要喝三豆乌梅白糖汤

1）热邪上身后，人会口干舌燥、眼干、心烦燥热、嘴唇干裂、嘴角生疮

一旦您被热邪入侵之后，会有口干舌燥、眼干、心烦燥热的症状。

通常，这类人舌质的颜色是红的，舌苔要么很薄，要么无苔。此外，还会大便干燥，小便的量变少且颜色有些深——这是最明显的症状。

这类人只要稍微受到外邪入侵，就会咽喉红肿热痛，甚至开始发烧。同时，这类人在春天容易出现我在前面提到的嘴唇干裂、嘴角生疮破裂的情况。

2）热邪刚上身，赶紧喝三豆乌梅白糖汤

在热邪入侵的最初阶段，我推荐大家喝三豆乌梅白糖汤。

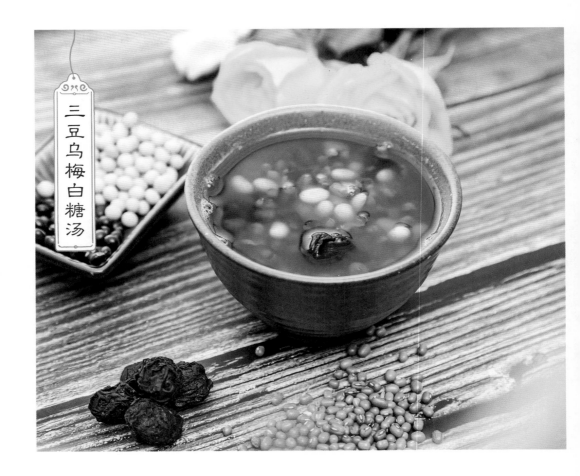

三豆乌梅白糖汤

三豆乌梅白糖汤

食材：黑豆1把（里面的瓤必须是绿色的，不是黄色的）、绿豆1把、黄豆1把、乌梅5颗、白糖2调羹。

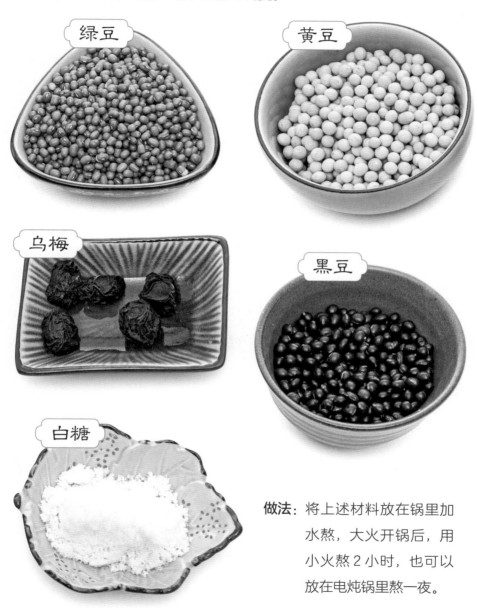

绿豆

黄豆

乌梅

黑豆

白糖

做法：将上述材料放在锅里加水熬，大火开锅后，用小火熬2小时，也可以放在电炖锅里熬一夜。

熬好了就可以喝了。需要注意的是，这是一天的量，当天做当天喝掉，不要第二天接着喝。此汤可以当作饮料，多次服用。

这个方子的道理比较简单，就是黑豆补肾气，黄豆补脾胃，绿豆清热，同时乌梅和白糖酸甘化阴，滋生津液。

我将此方推荐给患病的朋友后，很多人在发烧的时候，居然用此方退烧非常有效。甚至有位朋友大为赞叹，说："之前用了数天清热解毒的药都无效，居然喝了一个饮料治愈了，实在不可思议。"

其实，这个思路很简单，就是帮助身体补充津液，然后令其自行恢复。但这个方法在温热之邪入侵的初期才适合，如果到了热毒炽盛的阶段，则温病的各种清热解毒的方法也是必须要用的。

对于春季感冒咽喉肿痛的情况，我介绍了一个大概。**各位一定要记住，不要让自己的体内总是处于津液不足的状态。**

3 春天，应该"春捂"吗？

• 春天，"春捂"到底有没有道理？

中医讲究的是天人相应，每个人养护身体，要根据自己的体质和外界气候、天气的变化，随时调整。

那么，老话说的"春捂秋冻"的"春捂"到底有没有道理呢？

前一段时间，我遇到了几位患者，他们感冒了。于是，我就问其中的一位阿姨："您是怎么感冒的？"这位阿姨说："不是'春捂'

吗？我出去穿着羽绒服，结果出了一头汗，风一吹就感冒了。"

这种事是比较典型的，很多人在此时穿衣都会参考"春捂"的原则——天本来已经暖和了，还穿了很多衣服捂着，结果一走动，出了一身汗。可是身体总有捂不住的地方，比如，额头，所以风一吹就感冒了。

1）老话说的"春捂"，到底从何而来？

春天是阳气生发的季节，在体内蕴藏了一冬天的阳气，此时向外生发，身体开始感到温暖——天气一热，就容易出汗。

但春天毕竟是一个寒热交替的季节，这样的季节在一天里温差会较大：早晨比较凉；中午又让人觉得比较热；晚上又凉了。

有的人觉得中午很暖和，就减少了衣服，结果到了晚上气温变凉，很容易被冻到，所以老话说，要"春捂"。

记得有一年的春天，我在北京看到很多小伙子穿着西装，里面只穿了一件衬衣。这身装扮，中午的时候非常潇洒，但是早晨、晚上的时候不行。北京春天晚上的气温还是零下，所以穿着单薄的人，很容易会被冻病。

中医认为，春天阳气生发，此时要保护阳气。如果被冻到了，伤了阳气，会影响这一年的节律——这是"春捂"的第二个内涵。

这是有道理的，我见过有的女孩子，很早就换上了特别凉快的鞋，此时大地还是凉的，穿这样的鞋子，很容易导致阳气受伤，出现诸多的身体问题。我曾见过因此而患上肾炎的女孩。

2）"春捂"是对生活的一个提醒，不要太教条

"春捂"是对生活的一个提醒，但如果太教条了也不行。就像前面的阿姨，全天都捂着，这就不对了。中午的时候温度很高，如果捂出了汗，则更容易感冒。所以，"捂"是有尺度的，您要根据情况合理掌握。

需要注意的是，对孩子尤其如此，很多家长怕孩子冷，给孩子穿得特别多，孩子一活动，浑身都是汗，您说他能不感冒吗？

因此，我的结论是：

"春捂"只是一个提醒，告诉我们要注意春天的寒冷。我们要灵活掌握，多备件衣服，中午热了，就把衣服脱下来；早晚气候凉了，再把衣服穿上。随着温度的变化来调整自己的穿衣情况，不要太教条。

但需要注意的是，鞋子不能提早换。我建议您，在春季时还是要保持脚底的暖和，宁可热了，也别冻到脚。

因此，对于"春捂"这件事，我的建议是捂在脚上。

4 不管什么季节，只要温度一变，都会引发疾病

● 春天游泳会伤阳气吗？

随着天气逐渐转暖，我们可以选择的体育运动也多了起来。在温暖的天气里，不少人会选择游泳，但也有人提出，游泳会伤到阳

气，所以建议不游泳。

其实，游泳是可以的，只是我们一定要弄清楚，为什么人体会受寒？为什么阳气会受伤？

我认为，其主要原因是温度的骤然变化，导致人体无法协调其中的温差，最终受寒或损伤阳气。

其实，冬天和夏天患外感的机会并不多，患外感最多的季节是春秋，因为这两个季节昼夜温差大，掌握不好穿衣服的薄厚，则会为疾病提供温床——**无论什么季节，只要温度发生变化，都会导致疾病**。

比如，冬天，从温暖的屋子到寒冷的室外，如果您没有穿足衣服，被冷风吹到，会导致受寒。再比如，夏天，天气非常热，我们出了一身的汗，骤然到一个清凉的风口处，则很容易引起感冒。其实，这都是温度变化引起的防御失调。

1）为何温度一变化，别人没问题，您却生病了？

《黄帝内经》说："邪之所凑，其气必虚。"有些人的身体已经正气不足了，所以温度一变化，就会导致疾病。

有一个朋友在海边玩儿的时候，给我打电话，问我："为什么在海边蹚水后，双脚的脚跟会剧痛？"我告诉她，她现在一定肾虚。为什么？因为足少阴肾经循行经过足跟，后来她果然又患了腰部的疾患，痛苦不堪，可见其肾虚之重。

因此，如果出现这种情况，就是在提醒我们，身体的正气是不足的，需要调整和锻炼了。

2）游泳和洗冷水浴哪个会伤阳气？

其实，游泳是要讲究方式的，比如，冬泳，通常是在三九天，把河或湖的冰面破开，然后下去游泳。很多人以为冬泳就是靠勇气，脱光了衣服跳进水里就行了——如果您这么做，很可能心脏会骤然停跳。

真正冬泳的人是要经历一个过程的，开始要先用冷水擦身体，等身体适应了，再到室外，然后沾水，逐步变成可以下水——这个过程，是人体的适应过程。

长期洗冷水浴的人也一样，开始的时候只是用毛巾蘸冷水擦身体，然后逐渐变成冷水浴，绝对不是一上来直接狂冲冷水。

人体的适应性非常强，北到寒冷的北极，南到酷热的赤道，都有人居住，而且生活得还很好。北极的人未必阳虚，赤道附近的人也未必阴虚，还可能个个是运动健将。所以，我们只要有一个适应的过程，是可以面对很多严酷环境的。

比如，游泳，如果您循序渐进地适应，很快就会把身体调试到可以抵抗寒冷的状态——这个状态反而对很多体弱的人来说，是一个锻炼的好机会。

有很多这样的例子，比如，一个人的身体不怎么好，后来坚持洗冷水浴以后，身体反而好了。这是因为人体为了适应环境，加强了抵抗能力——本来很弱的防御系统被增强了。

在洗冷水浴的时候，人体的血管要经过几段收缩和舒张的过程，这是对血管的锻炼，很多长期洗冷水浴的人心脑血管都很健康。

• 锻炼是人体健康的最好保障

我上学时，讲伤寒的郝万山老师，说在他做学生的时候，和老师上山采药，在最背阴的山沟里，他们找到了一种植物。他当时想，这是什么呢？生长在这么阴冷的环境里？问了老师，才知道原来是附子。

附子这味药材虽然药性大热，但它生长的环境却总是在最阴冷的背阴面。郝万山老师用最抒情的语调赞叹："附子啊，附子，你就是在如此寒冷的环境里，锻炼出了最能抵抗寒冷的能力啊！"

我还认识一位老教授，是研究古代汉语的中文系的教授，也是我父亲的同事。他一生修炼不息，同时经常洗冷水澡。

很多人说洗冷水澡会伤阳气，其实如果每天洗冷水澡，就不会伤害阳气，这位教授现在已经100岁了（2020年），身体依然很健康。普通人有的老年病，他一概都没有，整个人看起来精神矍铄（只是现在家人不敢让他出远门锻炼身体了，原来他是要每天走到北陵公园锻炼身体的），很是让人羡慕——**他的实践证明，锻炼是人体健康的最好保障**。

大家记住，**身体的调整能力是很强的，如果您能给它适应的时间，它会给您演化出很强的抵抗能力**。

我们所说的伤到了阳气，其实是这个人平时就不怎么锻炼，正气也不足，一年都不下水一次，结果某天兴奋，突然跳到山涧的水中去游泳，这种情况患病的可能性是极大的。

对于那些正气不足，甚至是阳虚的人，我的建议是，需要先稍微调理一下身体，再做此类运动。

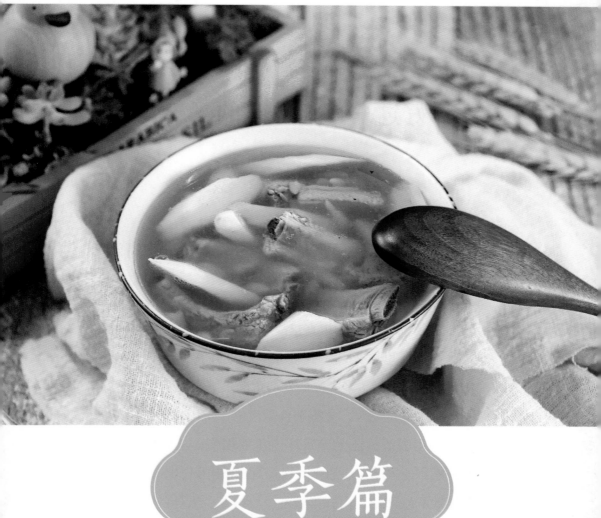

夏季篇

五、好好过一个不生病的夏天

1 夏天心烦失眠，可常喝酸枣仁莲子老鸭汤

每当到了夏季炎热、酷暑难耐的时候，就会有人说："心静自然凉"。理是这么个理，但要想真正静下心来，还是很不容易的。

夏季在五行里属火，一到夏季，心火旺盛，就会开始情绪烦躁，心神不宁。烦心事多了之后，心也静不下来，觉也睡不好。

一旦人体消耗变大，会特别容易疲倦、犯困。天气一热，就爱出汗，汗出得多了，还会导致体内津液损伤，从而伤阴。中医讲"汗为心液"，夏季养心是关键。而"百病皆由气生"，心情烦躁可能就会导致肝气郁结、内分泌紊乱。心静了，人体的气机正常，才会发挥正常的免疫调节功能。

• 如何自制美味的酸枣仁莲子老鸭汤？

在此，我给大家推荐一道具有滋阴润燥、宁心安神功效，对于五心烦热、失眠多梦、自汗盗汗等症状皆有不错作用的汤——酸枣仁莲子老鸭汤。

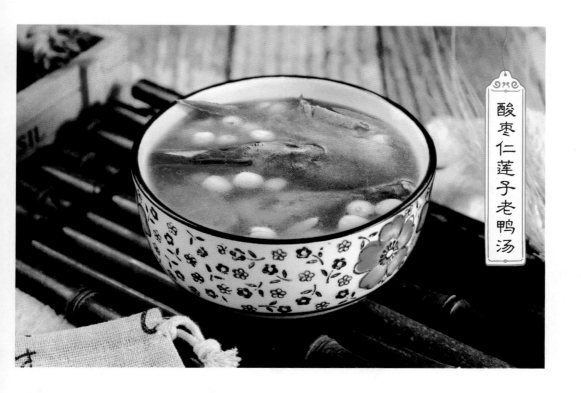

酸枣仁莲子老鸭汤

食材：莲子100克、炒酸枣仁15克、芡实50克、生龙骨10克、生牡蛎10克、浮小麦15克、老鸭半只。

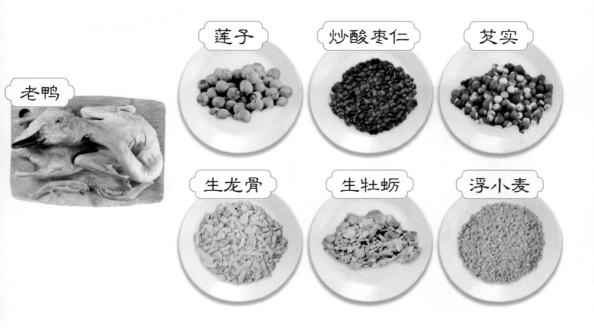

老鸭

莲子　炒酸枣仁　芡实

生龙骨　生牡蛎　浮小麦

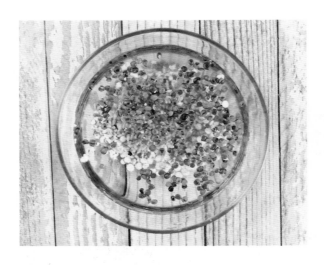

做法:

1. 将所有的食材洗净备用。

2. 把老鸭切块,沸水汆烫后捞出备用(老鸭可以直接买处理好的)。

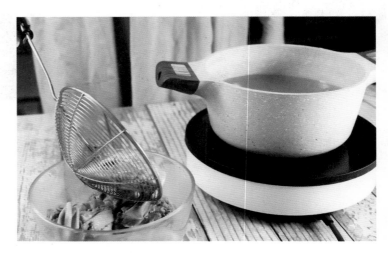

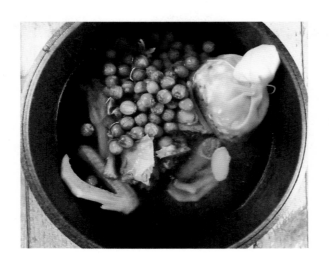

3. 把所有材料都放入锅中,加适量水。

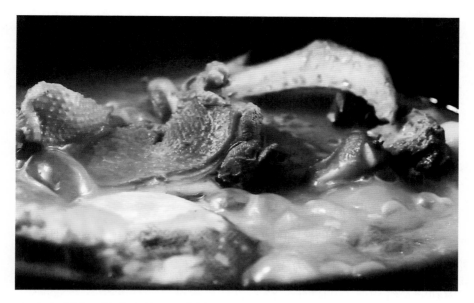

4. 大火煮沸，转小火炖 40 分钟即可。

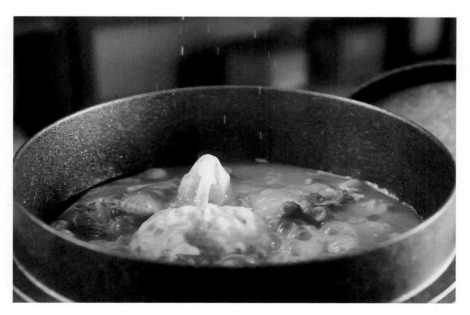

5. 加适量的盐调味。

• 酸枣仁莲子老鸭汤中的食材有何神奇？

这道汤中的材料用得不少，每一味都能起到它的功效。

方中的炒酸枣仁，善于养心益肝而安神，善治心肝阴血亏虚之心神不安、失眠多梦、惊悸怔忡，为养心安神之要药。

酸枣仁常用于心肝阴血亏虚、心神失养之心悸、失眠等症。酸枣仁炒制后会增强镇静安神的功效。

莲子具有益心补肾、健脾止泻、固精安神的作用。莲子甘可补益，涩可固涩，又性平力缓，为药食两用、补涩兼施之佳品。这里用到的是红皮带心的莲子，清心火效果更强。

芡实既能补中兼涩，益肾健脾，固精、止带、止泻，作用与莲子相似，且有除湿的功效，故为治疗虚、实带下之佳品。芡实其性涩敛，因此，大小便不利者不宜用。

龙骨（生），生用质重镇潜，长于镇静安神，平肝潜阳，治心神不安、肝阳上亢常用，为重镇安神之要药。

牡蛎（生），生用善治阴虚阳亢、头晕目眩之证，常与龙骨配伍使用。牡蛎被称作"海里的牛奶"，可以帮助提高免疫力，促进新陈代谢。

浮小麦可养心敛液、固表止汗，自汗盗汗均可使用；又能益气阴，除虚热。

老鸭具有清热解毒、滋阴降火、滋阴补虚、止血痢、利尿消肿之功效。最大的特点就是不温不热，清热祛火，在春夏两季最容易上火时，可多吃鸭肉。

需要注意的是，鸭属寒凉之品，但是老鸭相对于嫩鸭来说，寒凉之性没那么重，营养价值也相对更高，所以用老鸭来滋补煲汤，效果比嫩鸭好很多。

酸枣仁养心安神兼能敛汗、敛阴生津，炒酸枣仁更增强了其镇静安神的功效；莲子益心补肾、健脾止泻；芡实益肾健脾；生龙骨、生牡蛎配伍使用，镇静安神兼滋阴清热；最后加入浮小麦敛阴止汗。

上述几味材料加在一起，组成了这道滋阴润燥、宁心安神的老鸭汤。

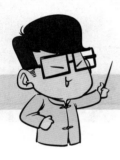

罗博士叮嘱

❶ 龙骨、牡蛎性皆涩，因此，湿热积滞者慎用。

❷ 这里的牡蛎是从药房买的生牡蛎，不是日常吃的生蚝。

❸ 如果能买到红皮的带心莲子，既能泻心火又能养血，效果最好。带心的莲子可能会稍稍带点儿苦味，但是泻心火效果好。

❹ 浮小麦用小麦替代也可以，小麦为心之谷，能入心、养心。

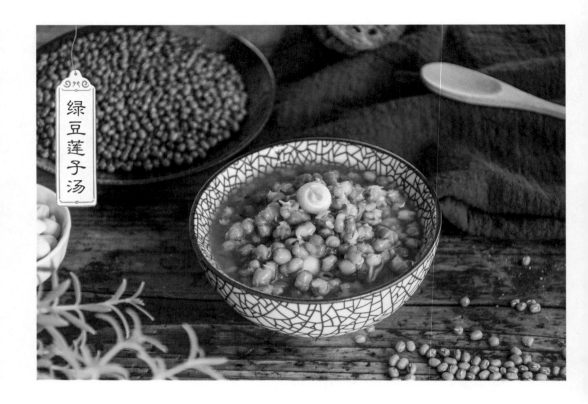

绿豆莲子汤

其次，在天气热了之后，很多人会想吃冰冰凉凉的东西，但是千万要注意，别因为贪凉伤害了体内的阳气。您可以适当喝点儿绿豆汤、莲子心茶等清心、疏肝的解暑之品。

2 夏天感冒了，用什么方法调理最快见效？

• 夏天的感冒有哪些特点？

我们国家的很多地区，入夏之后都长期处于高温状态，而有的地区降雨不断。于是，很多人在气候变化的过程中患了感冒（尤其是孩子），似乎这段时间成了感冒高峰期。

夏天的感冒有哪些特点呢？

要搞懂夏天的感冒，一定要了解两个指标：一个是寒和热；一个是燥和湿。

首先，夏天受寒是严重的。大家可能会奇怪，夏天怎么会受寒呢？实际上，夏天受寒的人是最多的。夏天天气热的时候，人们往往觉得喝一瓶冰的饮料才"过瘾"，可如果您一瓶接着一瓶地喝，则会让自己的脏腑受到寒湿的侵袭。

仔细想想，这个世界充满着假象，很多人说："让您舒服的，就是您需要的"，现在看真的不是这样。夏天喝冰水舒服，但却会让您受伤。因为这个时候人体阳气在外，体内相对处于"阴"的状态，喝冰饮会让您更容易被寒邪伤到。

因此，由于吃冰东西导致上吐下泻的患者比比皆是，这叫寒湿为患。在这种情况下，内部寒湿为患，正气不足，气血运行出现问题，最容易导致寒邪入侵。

在古代，夏天的寒邪来得比较简单，基本上就是天气热了，大家躲到地洞里或清冷的房子里，才会感受寒邪。相比之下，现在的夏天寒邪多如牛毛。因为现在多用空调，几乎可以瞬间使人受寒。

记得前一段时间，我在外面出了一身汗，然后用手机叫了一辆车，上车以后，司机开着空调，仅仅吹了两三分钟，我就开始打喷嚏，皮肤发紧发冷。我赶快让司机把温度调高，回到家后喝了一杯山药糊糊，出汗了，才算度过一关。

我的判断是，夏天因为吹空调冷风导致的风寒感冒，占感冒类型的绝大多数。一般人以为夏天几乎都是因为热导致的外感，其实这是错觉，受寒的外感居多。

在这个时候，天气的热只起到了一个作用，就是把您的毛孔打开，让腠理松懈，然后为寒邪的入侵做好铺垫……

因此，天气越热，受寒的人越多，远远多于冬天的受寒。而且越是中国南方，越容易受寒。比如，在广东，天气湿热不堪，人们在外面会出一身汗，进入空调冷气房间，一身的湿衣服变得冰凉，贴在身上，冷风一吹，您就打喷嚏了。

这个时候，一旦您受寒了，您会发现自己的舌苔往往是白的，湿气重的时候舌苔会厚腻一点，舌苔上的唾液较多。如果舌质的颜色不变，说明寒邪没有那么重；如果舌质是淡白的，说明寒邪稍微重一些，但舌质绝对不会是红色的。

• 刚刚受寒后，喝姜汤、苏叶水或怀山药水

如果您刚刚受寒了，有几个简单的方法可以用。及时做好应对措施，才能让身体在第一时间恢复。

1）晒太阳

如果您在室内受寒，可以第一时间走到室外，让自己晒晒太阳。只要您体内的津液是充足的，就可以这样做。让自己出汗，身体重新热起来，往往寒邪就会清除。

2）喝姜汤、苏叶水

把姜切片煮水喝即可；苏叶可以在药店买，每次一把，熬水开

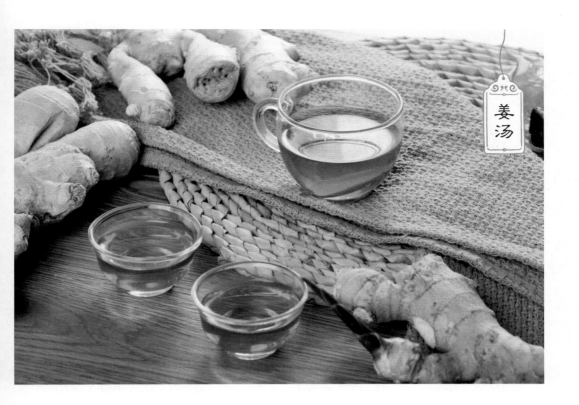

锅 5 分钟，或者开水冲泡后服用，可以散寒解表。

3）喝怀山药水

怀山药粉两调羹，用开水冲，不断搅拌成糊糊，喝下去之后您会出汗。没有怀山药粉，用怀山药片煮水喝也可以。

怀山药补脾益肺，增加正气，可令气血通畅，祛除外寒。在补脾的同时散寒，这是两者兼顾的方法。

4）吃麻辣烫

这是女孩子喜欢的方法，此时吃点儿酸菜鱼、麻辣烫、麻辣香锅等，都是很好的方法。

它可以祛除脾胃寒湿，同时温热发汗，适合此时的身体。在振奋脾胃之气的同时散寒，也是一种两者兼顾的方法。

记得在新加坡吃肉骨茶的时候，我看到他们经常会放一些胡椒粉；在广东喝粥的时候，道地的餐厅也会放一瓶胡椒粉在碗边，都是这个道理。

• 刚开始发热，可以服用藿香正气散

如果是身体内部的寒湿导致外寒入侵患了外感，一般会发烧，同时上吐下泻。有的人是单纯下泻，有的人则是单纯呕吐。

此时，需要用药物治疗，您可以用藿香正气散，无论是什么剂型，水、丸、滴丸、软胶囊，都非常有效。如果外感严重，在用其他药，比如，应用抗病毒口服液等药物的同时，加上藿香正气制剂，效果会更好。

• 发热到外寒里热阶段时，可以喝成方三仁汤

需要注意的是，体质阳虚之人，容易导致寒湿为患，出现病证向寒的方向发展的倾向；身体有郁热之人，则容易出现湿热，病症向热的方向发展。这种情况往往是外寒里热，这个里热通常是湿热。

湿热出现的频率，其实没有寒湿多。患湿热之人的舌苔比较厚腻，有的人呈白腻或黄腻的状态，白腻是湿气重，而黄腻则代表有热。

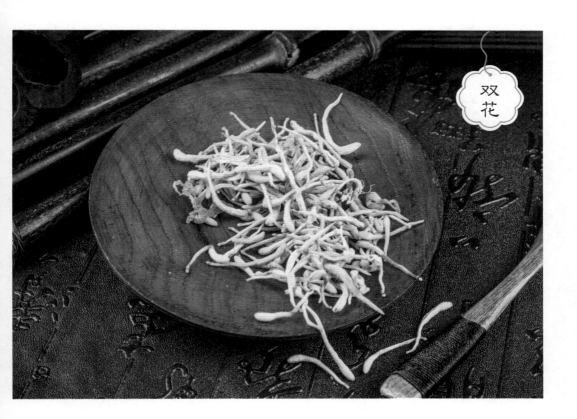

双花

　　这类人的舌苔上往往可以看到隐隐的红点，当舌苔被清除，您会发现这是红刺（芒刺），是体内有热的表现，只是之前被舌苔给覆盖了。此时，舌质也是红色的，只不过舌苔覆盖后看上去像是白色的，待舌苔被清除一些后，您就会看到舌质是很红的。

　　这种湿热为患，可以用成方三仁汤来调理。一般治疗外感时，在此方的基础上加几味药就可以了，如连翘、双花、蒲公英等，可以增加清除里热的作用；再加上少许苏叶、藿香等，加强散外寒的作用，效果更好。

　　同时，我们也要学会保护自己，在浑身大汗时，尽量避免被空调的冷风吹到。

• 夏天得了风热（燥湿）感冒，喝三豆乌梅白糖汤

前面讲的都是寒湿气导致人体感冒的几种情况。实际上，夏天时人体的津液易受损伤，导致体内处于"燥"的状态也是很常见的。

当夏天天气暴热的时候，我们在室外会出很多汗，尤其阴虚之人，平时津液就不足，此时汗液流失，就会导致体内"阴"物质不足。

阴虚之人在夏天会感觉倍加口渴、咽干，同时伴有小便色黄、量少，心里烦躁，总想喝凉饮料等症状。此时，这类人的舌质会发红，舌面会干，脉搏会细数。

人体内阴虚燥热的状态，会成为外邪入侵的导火索。因为其经络运行防御部队的能力下降，而且外邪一入侵，则会以"热"的形式出现，患者会直接感觉咽喉干痛，从而迅速发烧——这样的感冒，是真正的风热感冒。

因此，阴虚体质的人，不要等到有外邪了再调理。如果您了解自己的体质，在平时就要注意预防。比如，天气燥热后，可以自己做点儿三豆乌梅白糖汤，或者喝点儿生脉饮（在药店可以买到）等。总之，调理在前，去掉致病基础，则不至于出现问题。

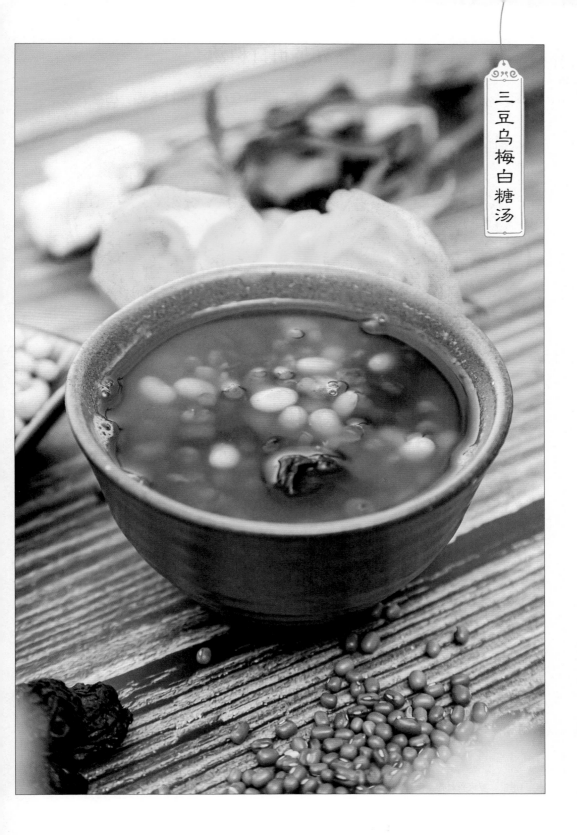

三豆乌梅白糖汤

三豆乌梅白糖汤

配方：黑豆、绿豆、黄豆各 1 把，乌梅（可以在药店里买）5 颗，白糖 2 勺。

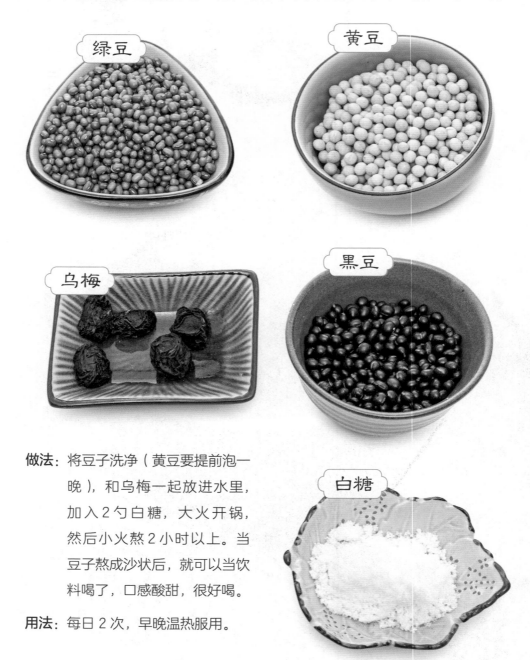

绿豆

黄豆

乌梅

黑豆

做法：将豆子洗净（黄豆要提前泡一晚），和乌梅一起放进水里，加入 2 勺白糖，大火开锅，然后小火熬 2 小时以上。当豆子熬成沙状后，就可以当饮料喝了，口感酸甜，很好喝。

用法：每日 2 次，早晚温热服用。

白糖

综上所述，外界天气的燥湿寒热变化，和人体内燥湿的变化，再加上空调、冷饮，就创造了比较复杂的身体格局。我们逐一分析后，您就知道了疾病的来源，从而可以对症调理。

3 夏季腹泻，用艾灸、拔罐就可有效调理？

• 夏天受寒后闹肚子，往往都比较急

闹肚子的情况，往往都比较急——大便清稀，甚者如同水样。在医学上，称之为腹泻。情况比较急的属于急性腹泻，在《黄帝内经》中称为"泄"，有飧（sūn）泄、濡泄、溏泄等名称，更多地被称作泄泻。

古人称大便溏薄而势缓者为"泄"，大便清稀如水而直下者为"泻"。现在一般统称为"泄泻"，指大便次数增多，便粪稀薄或完谷不化，甚至泄出如水样为主要临床表现的一种病症。

受寒腹泻，是本身脾胃虚弱，加之受寒，或者过食生冷寒凉之物，脾阳受损，失于温煦，脾胃功能失司，寒湿下注。明代医学家张景岳在《景岳全书·泄泻》中说："泄泻之本，无不由于脾胃。"意思是泄泻之病机关键是脾失健运，湿邪困脾，肠道功能失司。

急性的寒湿泄泻以湿盛为主，宜温阳健脾化湿，可以用艾灸的方法治疗，您可以艾灸以下穴位来有效温阳。

•夏天受寒闹肚子，可艾灸天枢穴、神阙穴、足三里穴、上巨虚穴

天枢穴是大肠之募穴，在腹部，横平脐中，前正中线旁开2寸。

元代医学家滑伯仁在《难经本义》中说：

阴阳经络，气相交贯，脏腑腹背，气相通应。

这说明脏腑之气与俞募穴是相互贯通的。泄泻病位在大肠，临床上，募穴多用于治疗六腑病证，可与大肠俞相配，俞募配穴，与下文中的大肠之下合穴上巨虚穴合用，调理肠腑而止泻。

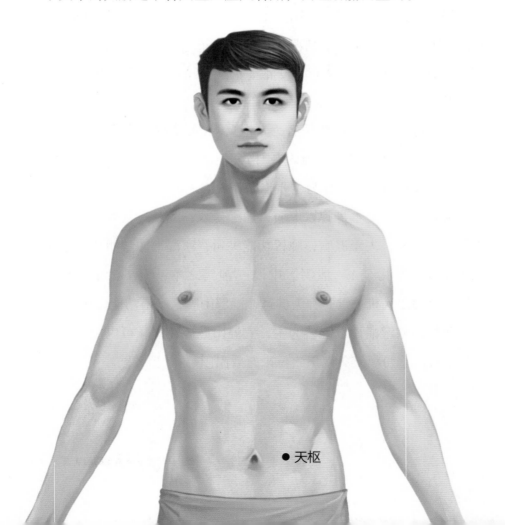

● 天枢

神阙穴在脐区，脐中央。

可以隔盐灸或者隔姜灸。神阙穴居中腹，内连肠腑，无论急、慢性泄泻，灸之皆宜。

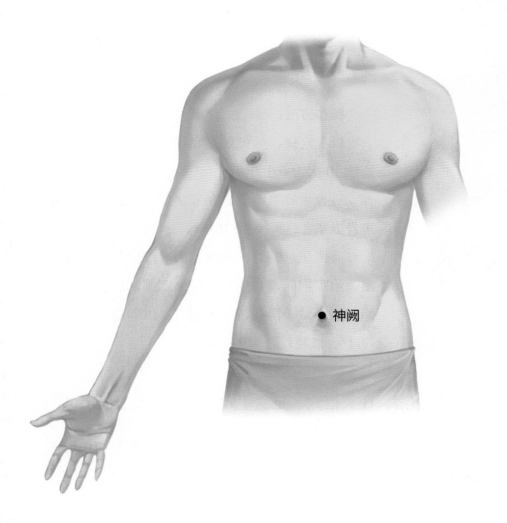

● 神阙

足三里在小腿外侧，犊鼻下 3 寸，胫骨前嵴外一横指处。足三里主治胃肠病证，有生发胃气、燥化脾湿之功。

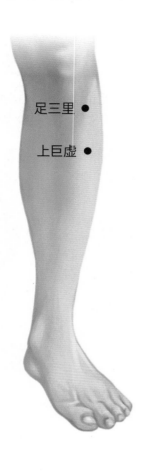

足三里 ●

上巨虚 ●

上巨虚是大肠之下合穴，在小腿外侧，犊鼻下6寸，犊鼻与解溪的连线上。下合穴又称六腑下合穴，是六腑之气下合于足三阳经的六个腧穴。

《灵枢》中提出了"合治内腑"的理论，《素问》说："治腑者，治其合。"下合穴是治疗六腑病证的主要穴位。

操作方法：

以上穴位，每穴艾灸15~20分钟，每日一次，连续10次为一个疗程。

过食生冷腹泻者，在症状好转后停用；平素脾胃虚寒者，需按疗程操作。

需要注意的是，治疗泄泻时应以健脾祛湿为主，治疗期间避食生冷，禁食荤腥油腻，进食宜稀软，可给予淡盐汤、米粥等，以养胃气。若是伤食作泻，最好不进食，以利胃肠休息和恢复。

• 湿热型腹泻，在天枢穴、足三里穴、上巨虚穴上拔罐

上面是急性泄泻的一种状况，对于寒湿的泄泻，艾灸的作用是很显著的。

但是，急性腹泻除了寒湿还包括湿热病邪，这该怎么办呢？

夏天暑热之邪最重，外界湿热之气侵及肠胃，中焦气机不畅，运化失司，清浊不分，则会导致泄泻。

其表现为，泄泻伴有腹痛，情况急迫，大便黄褐而臭，兼见肛门灼热、便后不爽等。

对于这种情况的人，就要用拔罐的方法来调理了。

拔罐的穴位选用天枢、足三里和上巨虚这几个穴位。

天枢穴，近于横行结肠之两端，其用能通肠滞及燥结，故其穴别名"长谷"，喻其能通胃肠，乃治谷之下游也。

主治疾病为：便秘、腹胀、腹泻、脐周围痛、腹水、肠麻痹、消化不良、恶心想吐等症状。

足三里穴，在小腿外侧，犊鼻下 3 寸，胫骨前嵴外一横指处，犊鼻与解溪连线上。

主治胃肠病症、下肢痿痹、神志病、外科疾患、虚劳诸证。

上巨虚穴，在犊鼻穴下 6 寸，足三里穴下 3 寸。

主治疾病为：肠鸣、腹痛、腹泻、便秘、肠痈、痢疾等胃肠病症，下肢痿痹。

拔罐的操作方法：

在上述各穴拔罐，拔罐后留罐 10 分钟，每日 1 次，5 次为 1 疗程。

拔罐可以疏通经络、调整气血。现代人在夏季长期处在空调环境中易造成外湿，加上外界的高温，很容易形成湿热。这时，选择拔罐是更合适的。

要注意的是，如果便中带脓血，排便后不爽，要小心是不是有细菌感染，注意分辨。如果是细菌感染，要及时到医院去就诊，以免延误治疗。

4 夏天得了空调病怎么办？

夏日到来以后，天气骤热，各处的空调纷纷开足了马力。公共汽车上，空调呼呼地吹着；地铁里，空调的冷风飕飕的。很多人觉得被冷风吹着痛快，故意站在空调下面敞开了衣襟吹。居民楼外，夜晚各家的窗户都关闭了，室外挂机的声音一直轰鸣一夜，搞得总像是楼下停了一辆发动着的汽车。

我认为，空调有好处也有坏处。好处是：它可以让您在酷热夏天感觉凉爽，给您舒服的感觉。坏处是：第一，浪费能源，为此要从地下挖更多的煤上来发电；第二，增加热能，使得地球一天天变暖；第三，搞乱您自身的调节温度系统，甚至患病。

那么，空调病究竟是一种什么病呢？

• 空调病的表现：鼻塞、眼睛干涩、头昏、乏力、关节痛、腹泻

"空调病"不是指真的得了疾病，而是指由于长时间吹空调导致的身体机能衰退，又称"空调综合征"，主要表现为鼻塞、眼睛干涩、嘴唇干燥、头昏、打喷嚏、乏力、关节痛、腹泻等症状。

一般老年人、儿童和女性等体质较弱的人更容易出现以上症状，这是什么原因呢？由于气温高，人体的体表温度与外界温度相差不多，体表是热的，被空调过冷的风一吹，或者长时间待在温度较低的空调房内，就相当于给了寒邪可乘之机，寒邪侵入人体，伤及阳气。体质壮实的人，可能受到的影响小些，而平素阳气不足的

人，表现的症状则会严重些。

• 吹空调除了会引起感冒，还会引起风湿

有时候您坐车在座位上睡着了，空调就在头顶吹，等到醒了，觉得双肩酸得无以名状，无论如何都不能缓解，这就是风湿的状态。

最怕的是有的车（如轻轨）的空调是直接吹到后背的，很多人吹风的时候觉得舒服，但是后来就开始感觉腰又酸又痛，无法解决，不知道是怎么引起的，很痛苦。

我曾经见过一个患者，双肩酸痛到简直无法睡觉。后来他给我形容，他办公室的空调，从门的上方平着吹出，在棚顶走，他的座位是靠墙的，正好冷风从棚顶顺着墙下来，直吹他的双肩上部。由此，就可以判断他患的是风湿。

在地铁上，我看到很多人自恃强壮，故意站到空调的下面让空调吹。这样的人，也许现在正气还足，身体没有什么反应，但您怎么知道自己的身体没有受到影响？

风湿病的特点是这样的，很多人在年轻的时候就有，但是不发病，等到四五十岁，正气开始衰落的时候，立刻就发病了，而且还很难治疗。

因此，我建议大家，如果办公室的空调正好吹着自己，别不好意思，多穿件衣服，或者披个披肩，别人爱说什么就说什么，以后谁痛苦谁知道。在地铁里，尽量躲着空调，别冲着风口，一定要保护好自己。

如果真的出现了吹空调后肩膀等部位痛的情况，就要立刻看医生，用葛根汤、桂枝汤等方子，加上治疗风湿的透骨草等药，把风湿祛除出去。

其实，平时您能在大自然里，让阳光晒晒自己，出出汗，闻闻草的香气，也是一件幸福的事情。

• 夏天吹空调是对健康的考验

在人类漫长的发展历史中，一直没有空调。在无数个日夜轮转中，我们早已形成了一定的生活节律，这个规律是亘古不变的。

直到有了空调，让人感觉可以瞬间在季节间穿越。比如，外面是夏天，热成40度了，热得汗流浃背，但一旦进入了大商场，或者地铁之后，立刻会感觉到了秋天，很多人一身的汗瞬间没了，皮肤直起鸡皮疙瘩。等到从有空调的地方出去后，外面骄阳似火，汗再次流了出来。

这种冷热交替的情况，一天要上演几次，这是在充分考验身体的温度调节系统。用中医的术语说，是在考验我们的卫气（指防卫免疫体系及消除外来的机体内生的各种异物的功能）是否足够坚强。

身体是大自然给予的，它进化了数万年甚至更久，早就适应了地球的环境。夏天天热的时候流汗，不是一件坏事，有的人还会特意去蒸桑拿让自己出汗呢，为的就是排出体内的废物。但现在很多人为了舒服，剥夺了皮肤出汗的权利，认为出汗是不干净、不舒服的，用空调来人为地制造秋天。这样一来，我们就打破了身体长久以来适应的自然节律。

最危险的是，我们现在要在秋天和夏天之间来回穿梭。一天里要经历无数次室外和室内的温度变化——经历无数次秋天和夏天，身体就必须经受更多的考验。

当我们在外面的时候，毛孔开张、汗液发泄，此时您突然进了写字楼，冷气森森——寒气立刻侵袭了肌表。

我曾经说过，并不是有一个叫寒邪的病毒导致您患感冒，而是寒气导致您的防卫系统紊乱，才导致病毒（外邪）入侵——**所有的感冒都是因为温度变动，造成身体防御系统紊乱所致**。

因此，当您的身体防卫系统紊乱后，感冒的可能性会骤然增加。

• 一旦吹空调引起感冒怎么办？

其实，在这样的阶段，最好的办法是将各个交通工具都打开窗户，靠自然通风才有利于阻止感冒传播。如果各个交通工具都开空调，就会有这样的问题存在。

第一，车上不通风，如果有人感冒，其他人也在所难免；

第二，即使没有感冒的人，当您大汗淋漓地到车上一吹，下车也得打喷嚏。

1）吹了空调发冷，最好立刻到室外晒太阳、喝苏叶水

我的方法是，如果您吹了空调之后感到身上很冷，最好立刻到室外晒太阳，让自己在自然的环境里出一身汗，这样就可以将身体的抑制状态调整过来。

如果是晚上，您可以喝一些苏叶水或者泡泡脚，使自己出些汗。

2）吹空调嗓子不舒服，马上喝清咽利喉水

大部分人在夏天空调吹多了，嗓子会出现问题，这可能与空调的空气循环有关——很多杂质在空气中，有的中央空调脏得一塌糊涂，以前的军团菌肺炎发病最早就是美国的中央空调所致。

此时，最主要的是要清咽利喉。首先您要分清寒热，有的人一直感觉身体很冷，咽喉部未见红肿，就是不舒服，这样的人可以用姜茶泡水喝一点儿，可以有效解除寒证。

如果咽喉红肿，有痰且颜色呈黄色或干脆扁桃体都发炎了，这样的人需要熬一点儿清咽利喉水代茶饮。

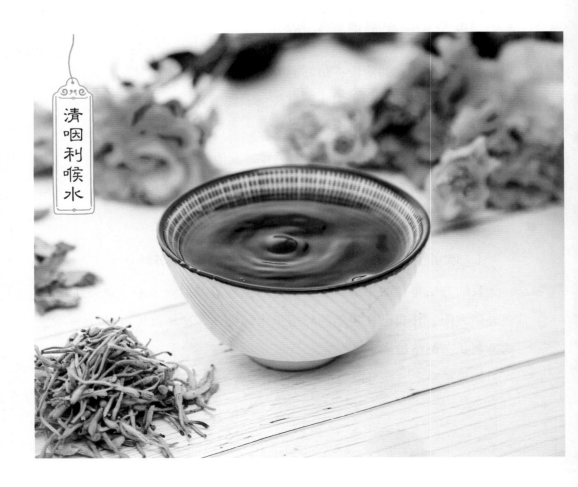

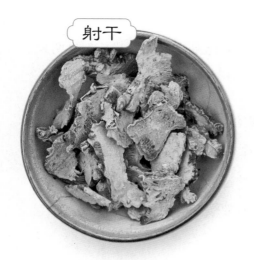

射干

清咽利喉水

配方：双花（金银花）9克、蒲公英
9克、连翘9克、射干9克、
白僵蚕9克。

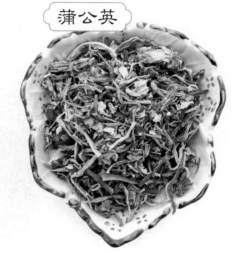

蒲公英

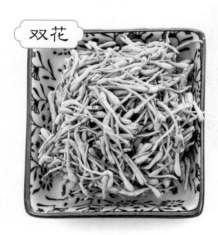

双花

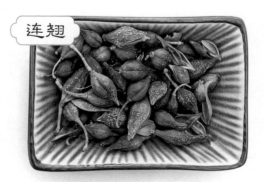

连翘

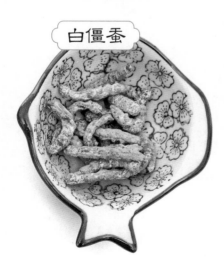

白僵蚕

用法：上述药材熬水代茶饮，
一天一服即可。

通常，喝了这个水以后可以很快解除咽喉部的症状，如果两天后还是不起作用，建议您去医院看一下。

3）艾灸大椎穴、中脘穴、神阙穴、足三里穴

空调病是寒气过重而体内阳气不足引起的，所以要以扶阳为主。此时，艾灸也是一个非常不错的选择。

在下面的穴位艾灸，能帮助您有效缓解空调病。

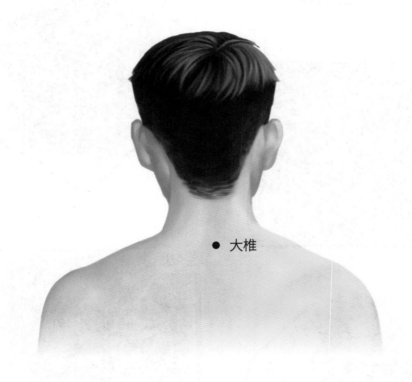

● 大椎

大椎穴，在脊柱区，第7颈椎棘突下凹陷中，后正中线上。为手足三阳经及督脉之会，能生发一身之阳。

中脘穴，在上腹部，脐中上 4 寸，前正中线上（肚脐与胸剑联合中点之间是 8 寸）。中脘穴是胃的募穴，募穴是脏腑之气输注于胸腹部的腧穴。而且中脘穴又为六腑之会穴，有疏利中焦气机、调理中气之效。

神阙穴在脐区，脐中央，位于腹之中部，为中焦、下焦之枢纽，可调畅中焦气机，补助正气。

足三里穴，在小腿外侧，犊鼻下 3 寸，胫骨前嵴外一横指处。

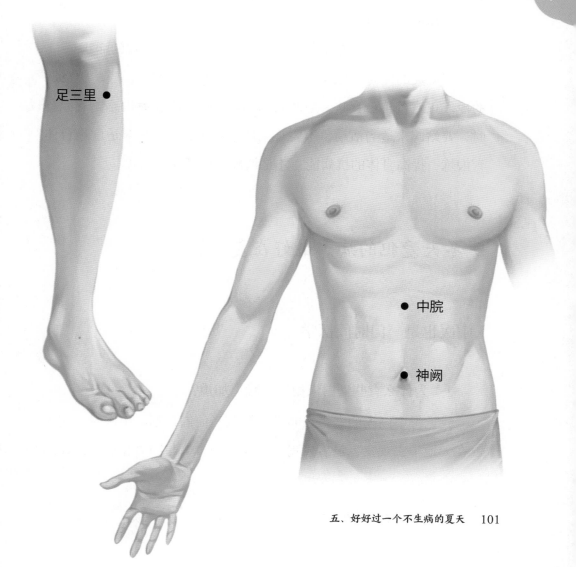

足三里 ●

● 中脘

● 神阙

足三里穴能补益正气，也是日常保健常用穴。

操作方法：

点燃艾条，对准上述穴位，一般距皮肤 3 厘米左右，以患者感到温热、舒适而无灼痛为度。每日一次，每次每穴 10~15 分钟。

大椎穴为诸阳之会，能生发扶助一身之阳；腹部选中脘、神阙，调理中焦，寒邪客于中焦则腹泻、腹痛，温补脾阳以祛除寒邪，同时，中焦主运化，脾胃通调则一身气血生化正常；足三里穴，培补正气，助阳祛邪。

上述穴位同用，可补助正气，改善因寒邪侵袭出现的症状。

在艾灸的同时，您要记住在日常使用空调的时候，应避免空调的冷气正对着自己直吹，空调温度不宜过低。当在室内感觉有凉意时，要站起来适当活动，不要长久地坐着或躺着。平时适度进行体育锻炼，提高身体的抗病能力才是抵御外邪最好的方式。

5 冬天爱犯的病，最好在夏天调

• 中医也是一门时间医学

1）为什么有些病白天稳定，晚上加重？

我觉得中国人的老祖宗非常有智慧，他们在创立中医时，把人放在天地中去观察，最后发现人和天地相参，与四时相应，人体的气机会随着时间的变化而变化。

在实际临床中，中医会把人放在一个大的格局中去考虑，这个格局的每一个变量，都有诊断意义。

比如，人体的气机在一年里有春生、夏长、秋收、冬藏的变化；而在一天里，某些疾病，尤其是一些外感病的变化，会有《黄帝内经·灵枢》所言的变化特点：

黄帝曰：……夫百病者，多以旦慧、昼安、夕加、夜甚，何也？岐伯曰：四时之气使然。

这种变化会导致早晨病情开始向好，白天病情稳定，到了下午或傍晚病情开始加重，等到了夜里，病情变得更加严重。这种变化，在外感病里尤其多见，比如，感冒，这与人体的阳气在一天里的强弱有关。

而阳气与阴气，在一天里也在不断变化。中医认为早晨对应春天，对应肝木，所以阳气开始生发；正午对应夏天，阳气最旺，对应心火；下午阳气收敛，阴气开始越来越旺，对应秋天；晚上阳气潜藏，阴气用事，对应肾水。

在思考一个人的病情时，中医会结合阴阳随着时间变化出现的不同症状，对其加以分析，来判断身体到底发生了什么——这部分研究内容，叫时间医学，也叫时辰医学。

古代很多名医治病时，都会考虑这些因素。比如，在上午用升阳补气之药，在傍晚用养血养阴之药——这样可以帮助身体的气机升降沉浮。这种治疗方法，用于调理身体虚弱之人，尤其有效。清代的名医叶天士，就是此中高手，他的很多方子，都要标注"晨服""夜服"等字样。

2）为什么很多冬病要夏治?

在更大的格局里，比如，在一年的时间里，应用时间医学来调理身体，最著名的就是"冬病夏治"。

冬病夏治是根据《素问·四气调神论》中"春夏养阳，秋冬养阴"和《素问·六节脏象论》中"长夏胜冬"的克制关系发展而来。在夏季自然界阳气最旺盛的时间，来益气温阳、散寒通络，使得阳气生发更旺，潜藏的邪气更容易被驱散，从而达到防治冬季易发疾病的目的。

传统医学认为，冬为阴，夏为阳，"冬病"指某些好发于冬季或在冬季易加重的虚寒性疾病。比如，一些寒湿引起的风湿，阳气不足引起的哮喘等疾病，基本上是患者素来阳气不足，又值冬季外界气候寒冷，阴盛阳衰，以致正气不能祛邪于外，或者又重新感受阴寒之邪，造成一些慢性疾病如慢性咳嗽、哮喘、慢性泄泻、风湿关节痛、体虚易感等反复发作或加重。

那么，这些病在冬季治疗不好吗? 为何要夏治呢?

在冬天，人体的阳气本来处于相对弱的状态，用通俗的语言来讲，此时的作战能力受到了一定限制，这是因为我们身体的一部分阳气，要抵抗季节带来的寒凉，因此，抗病力量就会被"挪用"一部分。此时，一般的疾病，比如，受了寒邪，患了风寒感冒，大部分人是可以通过自己的身体和适当的药物祛寒外出，恢复正常的。

然而，对于有些身体比较弱或常年患病之人，寒邪会长驱直入，侵入较深。此类患者身体的阳气本来就弱，如果能通过用药，把大的局面控制住就不错了，但要想彻底祛除寒邪，收复失地，恐怕是力不从心的。

比如，有的咳喘患者阳气不足，身体非常弱，冬天的寒流一来，就会咳喘连连。此时，对于这类患者，很难在冬天让他完全恢复正常，能够控制住情况不发展就不错了。冬天的寒流一场接着一场，其实很多时候，调理只是在解决一个又一个的救急问题而已——这次腹泻刚好，马上又胃疼了……所以，此时治疗只是在跟着疾病跑而已。

因此，中医提出了"夏治"的思路。

一般来说，"夏"指在夏季三伏时令，现在也可广义地泛指整个夏季。此时，自然界和人的机体阳气旺盛，自然不需要像在冬天时抵抗季节带来的寒冷，因此，可以充分动员体内阳气跟潜藏的疾病作战。

在夏季，如果我们通过温补阳气、散寒祛邪、活血通络等措施调理，一方面能增强身体抵抗病邪的能力，使整个身体阳气的平均水平得以提高，等到了冬季，就增加了抗病邪的能力；另一方面，此时温阳调理，动员身体的阳气，可以祛除体内潜藏的阴寒之病邪。

• 三伏天，敷三伏贴可有效增强呼吸系统功能

前年春节的时候，有位朋友来海南旅游，顺便看我。结果见面的时候，这位朋友咳嗽连连，似乎有很多痰在向外排，他问我这是怎么回事。

我说："现在是冬天，您从北京来海南，身体进入夏天的格局，所以您的阳气开始旺盛，身体正在动员全身力量把在北京遭受的寒邪向外排呢。这几天您要注意补脾，别喝冷饮，可以帮助身体排邪。"

结果，过了几天，他就没有问题了。这就是一个类似冬病夏治的例子。

"冬病夏治"的方法，现在被一些人宣传得似乎只有穴位贴敷了。其实，穴位贴敷只是其中方法之一，其他方法，还有艾灸和服用温阳的药物等。

穴位贴敷，就是大家常说的"三伏贴"。

三伏贴对于提高呼吸系统的功能，确实有效，可以改善冬季频繁发作的哮喘、慢性支气管炎等疾病。

需要注意的是：您要看自身皮肤的情况，每个人的敏感度不一样，如果皮肤受刺激太严重，要随时咨询医生，看看是否能继续，千万不可过犹不及。

• 夏天是艾灸的好季节——艾灸"三板斧"

艾灸，是我比较推崇的方式，在夏天如果用艾灸的方式温阳，一定会起到因势利导、祛除寒邪的效果。而且，艾灸简便易学，大家可以在家里随时使用。

在北方的冬天，赤身裸体地艾灸，往往容易感受寒邪，所以保温工作要做好。可到了夏天就没有这个问题了，所以，夏天是一个艾灸的好季节。

我最近一直在讲罗天益的医案，罗天益是李东垣的高足，在元代的宫廷做御医，找他看病的患者多为元代高官，有名有姓，医案记载详尽，而且疗效确实非常好，可堪师法。我认为，这些御医的经验，尤其值得我们今天注意。

为什么呢？因为现代人的生活习惯，和御医看病的对象非常相似——您看我们现代人，每日肥甘厚味，损伤脾胃，导致气血不足，是不是和罗天益笔下的高官患者一致。所以，我讲罗天益的每一个医案的时候，都觉得是在说现代人。

1）只要脾胃虚弱、气血不足，就可以使用艾灸"三板斧"

罗天益看病，有一个非常突出的特点，就是开方子的同时，往往用艾灸的方法帮助患者的脾胃恢复，提升正气。在有的病例中，他甚至说开汤药是辅助艾灸的，这种调理身体的方法，我觉得非常

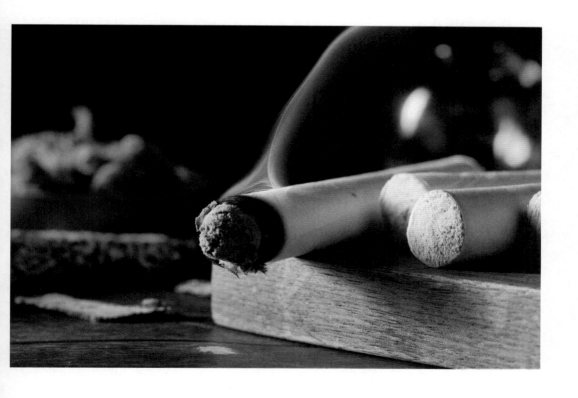

值得学习。

在我讲过的罗天益医案里，他有一个著名的艾灸"三板斧"（这是我给起的外号），这个"三板斧"出镜的频率非常高，只要遇到脾胃虚弱、气血不足的情况时，罗天益就会用"三板斧"来为患者艾灸。

经常有朋友问我，平时保健，该艾灸哪些穴位呢？您可以常艾灸三个穴位：中脘穴、气海穴、足三里穴。

治疗时，罗天益会给患者依次艾灸这三个穴位，来恢复患者的正气。

我认为，**对于脾胃虚弱、气血不足、正气受伤之人，罗天益的艾灸"三板斧"，绝对可以拿来经常使用。**

中脘穴

在前正中线上，脐上 4 寸，或脐与胸剑联合连线的中点处。

气海穴

前正中线上，脐下 1.5 寸。

足三里穴

在小腿外侧，犊鼻下 3 寸，胫骨前嵴外一横指处。

2）如何艾灸大补正气的中脘穴、气海穴、足三里穴？

名医罗天益艾灸的方法，是古代比较常用的，就是一壮一壮地灸——用艾炷，放在皮肤上点燃，艾炷燃烧尽了为"一壮"。这种灸法，叫"直接灸"，皮肤会有损伤，造成瘢痕。但古人认为这样的方法效果好，所以这种方法在古代是主流。

罗天益的灸法是每次灸完一个穴位，都需要稍微恢复一下，然

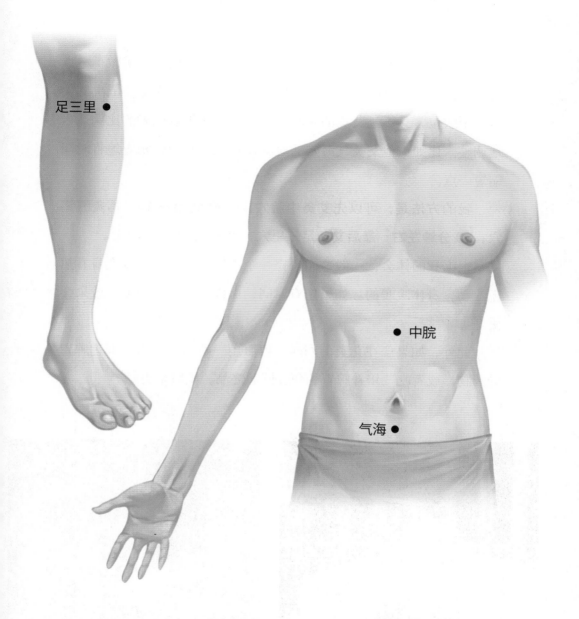

足三里 ●

● 中脘

气海 ●

后再灸下次。因此，灸中脘穴三七二十一次，是需要很长时间的。

　　而现代人已经很难接受这种直接的瘢痕灸了，所以现在多数是悬灸——将艾条点燃以后，悬在皮肤上空，让艾条的热量逐渐传递到皮肤。这种艾灸方法，力道会缓和很多，皮肤也不会那么痛苦。

针对现代人的特点，我对罗天益的艾灸"三板斧"稍做了一点儿变动：用他选择的穴位，而艾灸的方法，是在一天里，依次艾灸这三个穴位，只不过艾灸的时间，可以按照罗天益原来的比例适当地调整。比如，他艾灸气海穴的时间比较长，我们就相应地将时间缩短一点。

　　我的方法是，可以先艾灸中脘穴，大约 10 多分钟；再灸气海穴，20 分钟左右；最后艾灸足三里穴，大约 10 多分钟即可。

　　根据我的体会，一般这样灸完一个周期，您就会感觉全身有热流流动，身体暖暖的。如果您有时间，可以再灸一个周期，效果会更好。

　　此外，如果您在艾灸的同时，再服用一些培补气血、调理脾胃的药物，或者吃些培补脾胃的药食同源之品，则效果更好。

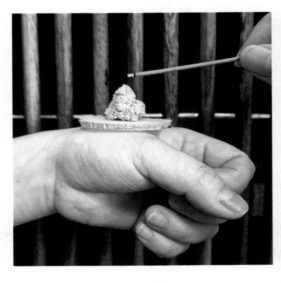

▲ 隔姜灸

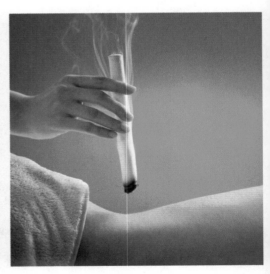

▲ 悬灸

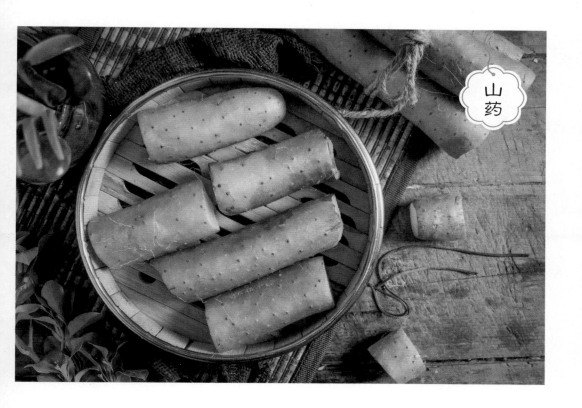

山药

艾灸特别适合大家在家操作，具有简便效廉的特点。在夏天，大家穿的衣服少，更方便艾灸。而且在夏天温阳，可以使得虚弱的阳气更容易生发，这就是冬病夏治的理论。

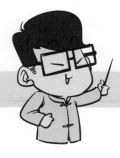

罗博士叮嘱

在艾灸时，保持适当通风，不需要让艾灸的烟雾太浓。

3）孟子云："七年之疾，当求三年之艾"

现在艾条的生产，主要在张仲景的老家河南南阳。南阳的艾草称"宛艾"，因其品质高、产量大、香气浓郁、疗效显著等优点，得到了国内外市场的广泛认可。而艾条，就是将艾叶打碎后一遍遍筛选出艾绒，然后卷制而成。

孟子云："七年之疾，当求三年之艾。"也就是说，用陈艾做艾条艾灸的疗效好。当年的艾草颜色青绿，提取的艾绒也是青绿色；不足一年的新艾，大多味道清新，青草味很重，艾的味道也比较刺鼻；三年的陈艾，艾草逐渐由青绿变黄，呈淡淡的艾草香味，有古朴厚重的感觉，因为放置陈久的原因，艾的味道相对较淡。

另外，好的艾条，一定要选择纯艾叶打绒制成的艾条，而不是整株艾草打绒的。

《本草纲目》记载：

艾以叶入药，性温，味苦，无毒，纯阳之性，通十二经。

因此，艾草不是秆、枝、茎都有药性，只有纯艾叶才有药性。陈艾提取的艾绒颜色一般呈土黄或金黄色，含有微量的深色叶柄纤维颗粒。

好的艾条，每年只在端午节前后收一茬的艾草，然后选取艾叶制作艾绒，无任何添加，火力温和不刺激，且渗透力强。再选用精品艾叶纸来卷制艾条，燃烧起来烟雾较少，气味较淡，能够减少对眼睛的刺激，且燃烧后的艾灰灰白细腻呈块状，不易引起烫伤，又好清理。

此外，我们在买艾条时也会看到包装上写着比例，这个比例是艾绒细腻程度的指标，也是艾绒品质高低的一个重要系数，比例越高，艾绒越细腻，燃烧时火力越温和，穿透力越好，不伤经络。

• 阳气不足的人，可以在夏天服用温阳的食方

如果有条件，您也可以请中医帮助调理，开个方子，或者用点儿温阳的中成药。

食用温阳的食品，可以起到扶助阳气提升的作用，俗语称"冬吃萝卜夏吃姜"也是这个道理。另外，我之前介绍过的怀姜糖膏，可以在夏天慢慢地喝，起到温补的作用。

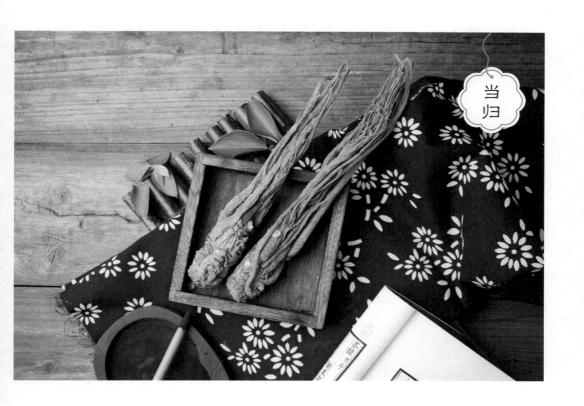

当归

另外一个我比较推崇的，就是羊肉。羊肉甘温，如果在熬羊肉汤的时候，您能放入一点儿生姜、花椒、当归，可以起到温补脾胃的作用。对于阳气不足之人，在夏季吃些羊肉，是正好的。

记得有一年夏天，我在东北喝羊肉汤，那时很便宜就可以买一碗，我放了点儿胡椒粉，喝完后出了一身汗，顿时觉得通体舒畅。

需要提醒的是：在夏天，阳气不足之人，最需要注意的是保护阳气，不要喝冷饮吃冷食。阳气不足之人，此时抓紧时机温补都嫌不够呢，您还贪口腹之欲，是不大合适的。

人生于天地间，要了解天地的阴阳变化，并随之调整自己。懂得保护健康之人，才是真正活明白的人。

6 夏天，不同体质的人养生方法不一样

现在网上流传一种说法：入伏了，这是补阳的好机会，要尽量吃温热的食物，不要贪凉，注意保护阳气！

我觉得，这种说法似乎也对，但是都似是而非。为什么呢？

不同的体质，在不同的时间段——外部环境变化的时候，调整的方式是有区别的。所以，您不能用同一种说法一刀切，让所有人都用同一个方法养生。

当天气变得炎热，不同体质的人，养生的原则是不一样的。

- **夏天，有瘀血的朋友每天吃"三参粉"，祛瘀血效果最好**

血液是液体，温暖则通畅，寒冷则凝滞。受寒，是体内产生瘀血的一个重要原因。

在夏天，血液循行加快，此时最有利于活血化瘀，将体内的瘀血彻底化掉。

体内有瘀血的人可以每天服用"三参粉"调理。这里的"三参粉"指的是三七粉、西洋参粉和丹参粉，分量各用一克，用温水冲服即可，每天可以喝两次。

我母亲管这三味药叫"老年三宝"，也有人说这是"三参粉"。这三味药可以活血化瘀，尤其在夏季，每天饮用更有助于化掉体内瘀血。

- **夏天，水湿重的人要多吃冬瓜、薏米、赤小豆、怀山药、莲子肉、芡实等祛湿健脾**

有的人会奇怪，夏天天气炎热，我们出汗很多，难道不有利于水湿的排出吗？

其实，虽然我们在夏天容易出汗，有利于水湿排出，但也因为天气炎热，会更容易喝很多水，尤其有人会喝很多冷饮，这非常容易超出身体负担。

我见过很多人吃西瓜，吃得肚子很大，一肚子水，然后卧床睡觉的，这样对身体非常不好。

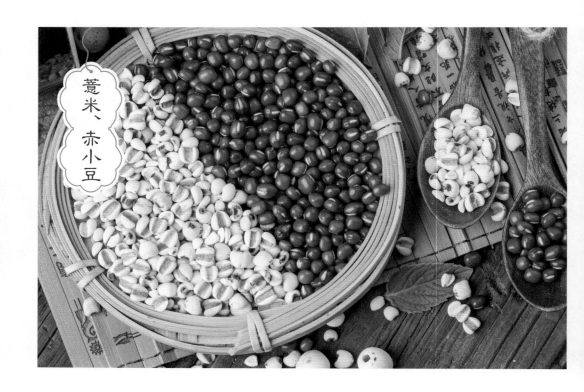

薏米、赤小豆

　　夏天的时候，水湿重的人要更加注意健脾祛湿，比如，经常喝点儿冬瓜、薏米、赤小豆做的汤，可以有效祛湿，或者经常吃点儿怀山药、莲子肉、芡实熬的粥，也可以起到健脾的功效。

六、夏天，出汗不都是排毒

1 夏天到了，经常出汗的人可以喝莲藕木耳老鸭汤补水

过了立夏，就进入夏天了。

《黄帝内经》是这样描述夏天的：

夏三月，此谓蕃秀，天地气交，万物华实。

这句话的意思是，在夏天的三个月里，天阳下济，地热上蒸，天地之气上下交合，各种植物都开花结果了，万物繁荣秀丽。

一年四季中，夏天是阳气最盛的季节，气候炎热而生机旺盛。对于人体来说，这个季节也是新陈代谢旺盛的时期，人体阳气外发，伏阴在内，气血运行亦相应旺盛起来，并且活跃于机体表面。

• 喝莲藕木耳炖老鸭，好好度过一个滋润的夏天

夏天饮食调理的特点主要以健脾和胃、益气生津为主。

暑湿气盛，湿邪困脾，易阻碍脾胃之阳气。尤其天气热了之

后，大家爱吃寒凉的食品，寒凉伤胃，因此，脾和胃在夏季最易受到损害。

一般情况下，夏天汗出过多会耗气伤津，应该吃一些能补益阳气和津液的食物，但性质要平和、微凉，切忌滋腻、温热。尤其是老人和体质虚弱之人，可以多吃一些益气生津的食材。

我给大家推荐一道清热健脾、生津养阴，适合立夏之后服用的汤——莲藕木耳炖老鸭。

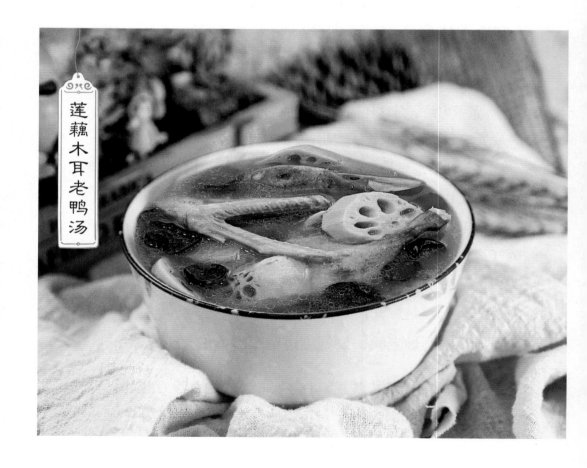

莲藕木耳老鸭汤

莲藕木耳老鸭汤

食材：老鸭半只、莲藕一节、黑木耳 15 克、生姜 2 片。

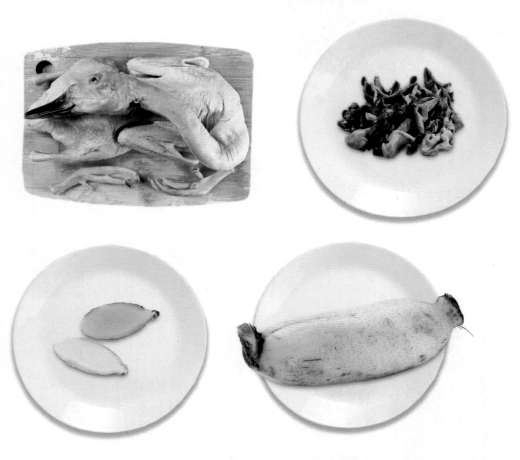

做法：

1. 将莲藕洗净，刮皮、
   去节、切块。

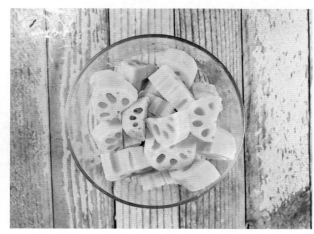

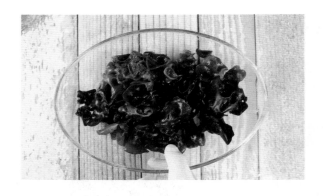

2. 黑木耳用清水泡发，洗净待用。

3. 老鸭去内脏（也可以直接买去好内脏的）、尾部，切块待用。

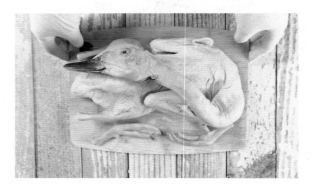

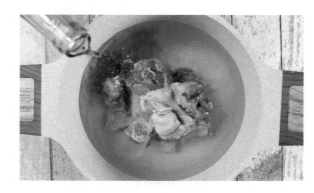

4. 将老鸭焯熟，去血水备用（如果用整只鸭可省去此步骤）。

5. 将老鸭与生姜一同放入砂锅中，加适量水炖1小时。

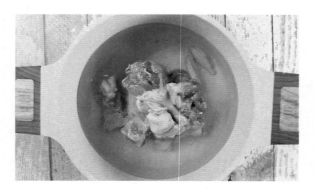

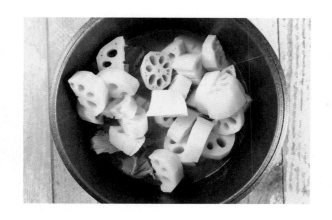

6. 将莲藕放入锅中炖 0.5
小时。

7. 最后将黑木耳放入锅中,
再炖 0.5 小时。

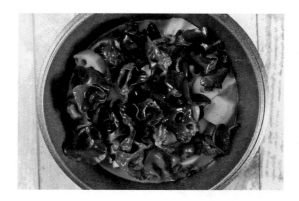

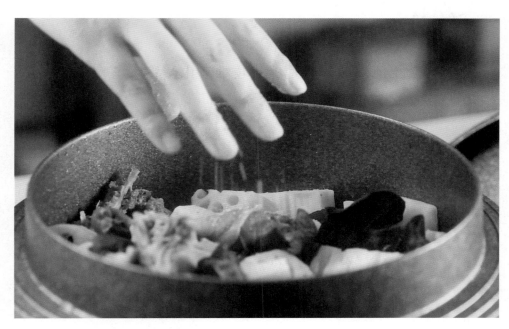

8. 出锅前加适量盐调味即可。

• 一味中药也没有的滋阴食补汤，为何功效如此卓著？

莲藕清热生津、化瘀凉血；黑木耳凉血止血、利肠通便；老鸭滋阴养胃。

因此，以鲜莲藕、黑木耳炖老鸭，具有清热健脾的作用，还可用于脾胃有热引起的恶心干呕、口舌生疮、食欲缺乏、咽干口燥等。

常喝此汤对于月经量多且阴虚内热体质者，调理效果尤佳，可以起到滋阴清热、调整月经周期、减少出血的功效。

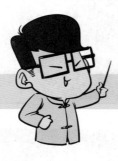

罗博士叮嘱

❶ 鲜藕生性偏凉，生吃凉拌较难消化，故体虚脾寒者、易腹泻者，宜食用热藕。

❷ 产妇也不宜过早食用生藕，一般产后1～2周后用藕煎汤，可以顺气宽中，缓解出血症状。

❸ 莲藕不可与菊花同食，很可能会导致肠胃不适。

2 夏季出汗太多的人会伤身，要常喝浮小麦黑豆茶

• 为什么出汗太多会伤身？

每到夏天，很多人都会有一个困扰——汗出得太多了，浑身黏黏腻腻的，衣服还容易粘在身上，特别不舒服。

因此，大部分人都喜欢躲在空调房里不出门，或者吃冷饮来物理降温。但夏季高温多湿，如果过食寒凉之物最易损伤脾胃阳气，造成脾胃虚寒。依赖空调、风扇等设备，表面享受了凉爽的环境，但寒凉伤脾，也易使脾胃受损，出现一些脾胃病的症状，如腹痛、腹泻等。

1）出汗分很多种，哪种出汗会伤身？

出汗分很多种，很多人在夏天出汗不一定是热的，如果您发现自己脸色发白，平时还容易疲惫、心慌，这是气虚引起的出汗。以肺气虚为主，肺气虚卫气弱，腠理疏松，卫外不固导致津液外泄。如果您不动的时候也出汗，一动汗出得更多，叫作自汗。

如果您是在睡觉时不自觉出汗，还伴随着五心烦热、口渴等症状，这是阴虚造成的，叫作盗汗。是营阴不足或虚火内扰导致营卫失和，卫气不能外固，营阴不能内守，津液不能固摄引起津液外泄。

2）出汗多伤身的时候，常喝浮小麦黑豆茶

我给大家推荐一个适合夏季的代茶饮——浮小麦黑豆茶。夏天，大部分人出汗比较多，体液损耗比较大时，浮小麦黑豆茶能有效地改善汗出过多导致的阴虚、气虚的症状。

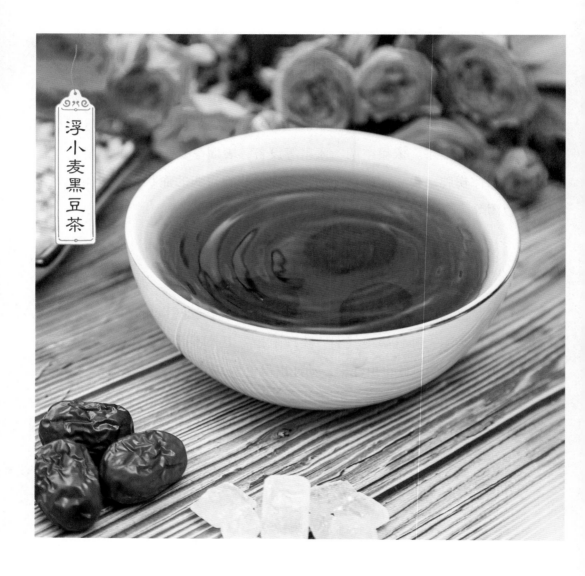

浮小麦黑豆茶

浮小麦黑豆茶

食材：黑豆 3 克、浮小麦 30 克、莲子 7 颗、红枣 7 颗、冰糖少许。

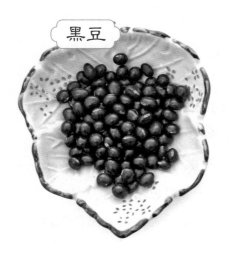

黑豆

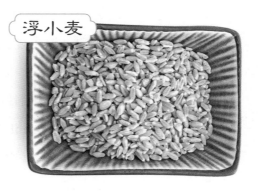

浮小麦

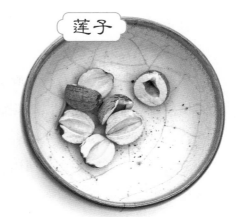

莲子

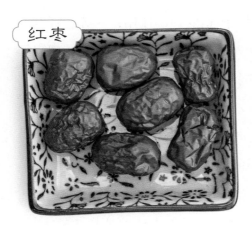

红枣

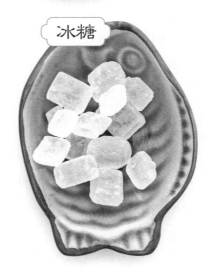

冰糖

做法：1. 将浮小麦、黑豆、莲子、红枣洗净。

2. 放入锅中，加水 1000 毫升，待大火煮开后转小火煲至熟烂。

3. 加入少许冰糖搅拌溶化。

4. 出锅过滤一下，饮茶即可。

3）为什么浮小麦黑豆茶能有效改善自汗和盗汗？

浮小麦是小麦未成熟的颖果。收获时，扬起小麦轻浮干瘪者，或以水淘之，浮起者为佳，晒干就是浮小麦。看着它跟小麦长得一样，但是功效有区别，浮小麦固表止汗、益气除热的功效相当好用。

黑豆，味甘，性平。《本草纲目》记载黑豆：

补肾养血，清热解毒，活血化瘀，乌发明目，延年益寿。

黑豆对于调理水肿、体虚、中风、肾虚等病证有显著疗效。现代人工作压力大，易出现体虚乏力的状况。要想增强活力和精力，补肾很重要。黑豆是一种有效的补肾品，豆乃肾之谷，黑色属水，水走肾，所以肾虚的人食用黑豆有很多好处。

莲子具有益心补肾、健脾止泻、固精安神的作用，入脾、肾经可治疗脾虚泄泻、肾虚滑精等症；入心经可交通心肾而安神，用于治疗心肾不交之虚烦、心悸、失眠等证。莲子甘可补益，涩可固涩，又性平力缓，为药食两用、补涩兼施之佳品。这里用去芯的白莲子即可，如果想要增强祛火效果可以选用带芯的莲子。

红枣具有补中益气、养血安神的功效，药力平和，是调补脾胃的常用辅药，长期食用还可滋润肌肤、减少面部色斑、防止脱发。

冰糖有补中益气、和胃润肺的功效。夏天人体的消耗比较大，如果感觉中气不足，可以适当服用一些冰糖水。

浮小麦是敛阴固汗的常用药，益气阴，除虚热；黑豆补肾养血；莲子滋肾益心；红枣益气补血；冰糖补中益气。以上几味药材综合起来，就是一道补中益气、固表止汗的良方。

七、"毒五月"我们要小心什么？

1 "毒五月"里要禁欲有道理吗？

•"天地交泰九毒日"是什么意思？

古人称阴历五月为"毒五月"，在这个月里，五月初五、初六、初七、十五、十六、十七、二十五、二十六、二十七，这9天为"天地交泰九毒日"，初十四为"天地交泰日"，一共10天。

古人认为这10天，一定要端容肃己，严禁杀生、行淫，否则会损害身体，消耗精气。其中端午是九毒日之首，是最重要的日子，因此，要喝雄黄酒、插艾蒿，尤其要忌讳房事。

这是关于"毒五月"的大致内容，很多人看了觉得疑惑，心里很恐惧。那么，"毒五月"到底是怎么回事呢？是否有道理呢？

这种民间忌讳，大约出现在先秦时期，在《吕氏春秋》中就曾提到了五月要禁欲、斋戒。著名的孟尝君就是五月初五出生的，因为这个日子不吉利，古人认为会"克伤"父母，因此，他差点儿小命不保。宋徽宗也是五月初五生的，所以从小就被寄养在宫外。

看来，这个"毒五月"的民俗，还真是源远流长。那么，为何古人会有这种想法呢？它到底有道理吗？

其实，我觉得让人行善、端容肃己、不杀生，这在任何时候都是值得推广的，不仅仅在五月。而"毒五月"为何而"毒"，如果我们讲清楚了其中的道理，也不至于令人困惑。

• 古人为什么要求"毒五月"控制房事？

让我们先来看看阴历五月这段时间，气候到底会发生什么变化吧！

虽然每年的天气会有不同，但是风物（喻指大气候）大概是一致的，阴历五月份，是春夏之交的时刻，也就是春天刚过去，夏天刚来的时候。在中国大部分地区，这个时候，天气会猝不及防地暴热。

古人所讲的"天地交泰"，指的是大气变化寒热交接的过程。这个季节，正式从寒凉开始进入温热的季节。

如果您每年都是这样度过，规律都是一样的，但今年到了这个时候，天气一下热了，您还是会感觉突然。

在秋冬时节，人们对寒冷带来的疾病，多是有所准备的。但在初夏，天气温暖的时候，人们对温暖带来的问题，却缺少防范，甚至很多人会认为，这是安全的季节，冬季寒冷带来的不舒服，到了夏天都会化掉。

其实，热也有自己的影响。比如，肾精不足、肾阴不足之人，当天气骤热，阳气上升，此时肾中阴精（肾水）不能涵养肾阳，则阳气显得有余，就会出现虚火上炎的情况。所以，此时很多人会出现上焦的热证，如突然脸红、脸上皮肤痒、起了很多类似小疙瘩的东西等，都属于肾精不足引起的上焦热证。

现代人消耗肾精的原因比较多，如熬夜、劳伤心神、房事过多等。在古代，大部分消耗肾精的原因是房事引起的，因为古人操心的事没有那么多。因此，古人特别提出，这个月要禁欲，其实就是想通过控制房事，减少身体肾精的消耗。

2 春夏之交，小心头面部热证

• **春夏之交，人最容易得面瘫、睑腺炎（麦粒肿）、三叉神经痛、头疼、口腔溃疡、咽喉肿痛、咳喘**

每年一到春夏之交，找我调理身体的人就多了起来，基本上大部分人都是肾精不足引起的头面部热证，有面瘫、睑腺炎、三叉神经痛、头疼、口腔溃疡、咽喉肿痛、咳喘等症。我都是用滋补肾精的方法给他们调理，通常都是一服药显效，三五服药就基本康复了。

可是现在很多人没有联想到自己生病与肾精不足有关。这样的人，如果不加以保养，到了初夏，天气暴热，会更容易出现问题。

肝气不舒之人，本来就肝阴不足，肝火旺。天气暴热后，他们的身体会特别不舒服，容易发火。

本来平时开车，谦让一下就过去了，现在直接下车和别人打起来，头破血流住院了。可能回头他自己还奇怪：这是怎么了？平时我挺好的啊，怎么因为这点儿事和人家打起来了。

这就是您本来以为夏天天气温暖了，日子该好过了，于是放松了警惕，可是却没有想到，对于天气变化，不同人的身体会有不同的反应，只是我们之前没有察觉而已。

• 春夏之交，要警惕食物和自然界中的"外邪"

天气逐渐温暖后，微生物更容易大量繁殖，还有一些昆虫也出来了。在有些中医看来，有些昆虫可以叫作外邪。比如，在北方，冬天没有苍蝇，您习惯了将食物放在桌子上，现在苍蝇出现了，它到处飞，落在食物上……这个季节的食物非常容易腐败，如果您偶尔吃了一次，就容易导致身体出现不适。

在端午的时候，古人喝雄黄酒来祛除五毒，其中蜈蚣、蝎子等，都是毒虫。古人意识到此时某些动物会带来麻烦，而这些毒虫只是一个象征而已。

现在，我们不必再喝雄黄酒祛除五种毒虫了，知道了其中的道理，注意食品卫生即可。

需要注意的是，在乡间旅游的时候，要注意虫类的叮咬，如草丛里的蜱（pí）虫，就是一个需要防范的重点。

• 想吃凉东西的人，一定要判断好自己的体质再吃

天气突然热了以后，总想吃点儿凉的东西，于是很多人会吃喝冰镇西瓜、冷冻啤酒饮料。可是，大家没有顾及阳虚体质的人若吃了太多寒凉之物，会导致腹泻、腹痛、胃痛……

您看，所有的问题，看似神秘，其实背后都有可以讲出来的原因。

我在前文把这个季节容易出现的问题给陈列了一遍，从阴虚到阳虚，再到肝气不舒。还是那句话，对于即将到来的寒冷，我们做好了充分的准备。可是对于"温暖"，却毫无防范。

天气变热，会引起身体的变化，身体本来就失调之人，此时更要做好防范。

我觉得，我们没有必要把"毒五月"搞得神神秘秘的，只要我们从健康的角度，好好把握，适应气候的变化，掌握其中的道理，就不会受其影响。

3 伏天潮湿闷热，宜喝冬瓜鸡丝汤祛湿

• 如何自制美味祛湿的冬瓜鸡丝汤？

到了夏天之后，很多地区的气温都逼近了 40 摄氏度。有的北方城市比南方的很多地区都要热……

虽说立秋后，天空开启了清爽小北风模式，但是"暑伏天"却也实打实地还有一半要过呢，此时正是中医所说的"长夏"的尾巴。而长夏的特点是暑湿盛行，白天气温很高，空气湿度也很大。这种时候，我们在饮食上要做好祛湿消暑的工作。

我给大家推荐一道汤，比较适合在当下这个时节享用，可祛湿又消暑的——冬瓜鸡丝汤。

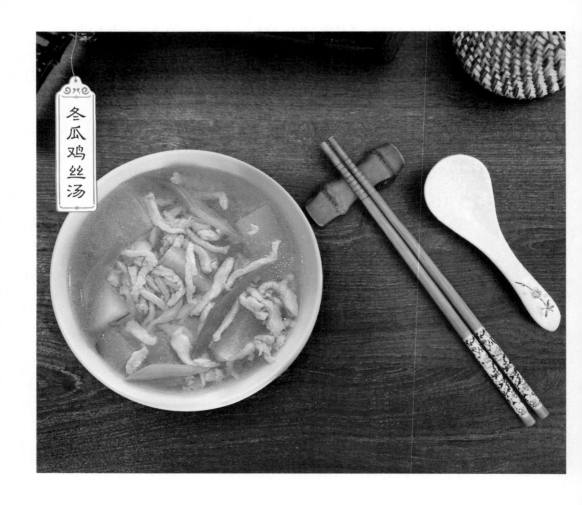

冬瓜鸡丝汤

食材：冬瓜、鸡胸肉、姜、食盐、食用油。

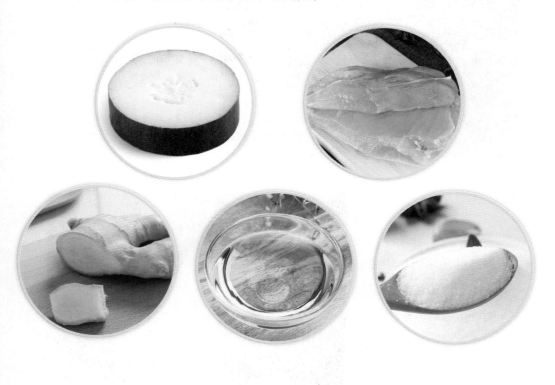

做法：

1. 将生姜切片待用。

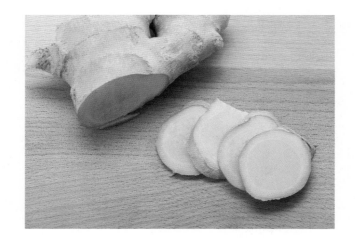

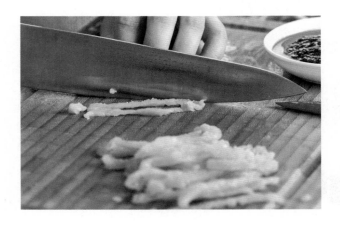

2. 鸡胸肉洗净后切成丝。

3. 将冬瓜洗净切小块或
   片（冬瓜皮和籽可以
   用纱布包起来备用）。

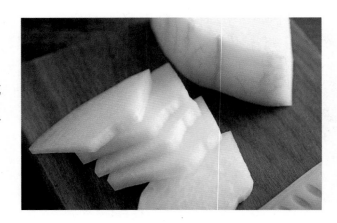

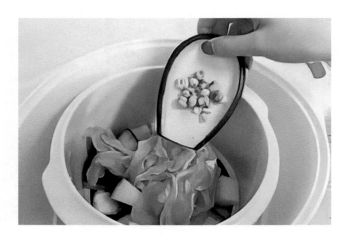

4. 把冬瓜、鸡肉丝、
   姜片全部倒入锅中，
   把冬瓜皮和冬瓜籽
   一起也丢进锅中。

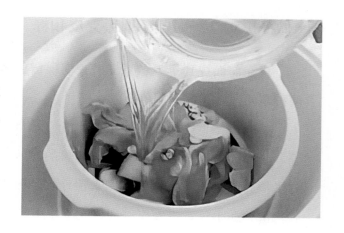

5. 加入足量水，盖上盖子。外锅也加入足量水，盖上盖子。

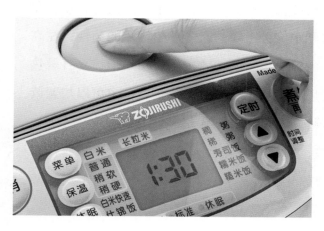

6. 选择快炖模式，时间设定为1.5小时左右即可。

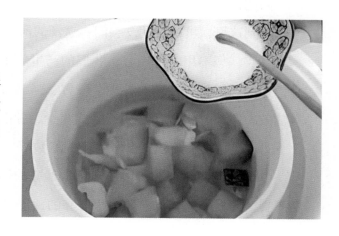

7. 时间到了以后，根据个人口味加入适量食盐和几滴食用油提香。

• 做冬瓜鸡丝汤时，不要丢弃皮和籽

我在前面提到了熬冬瓜汤时，要保留好冬瓜的皮和籽，因为这两种东西，都是有利用价值的中药材。

其中，冬瓜皮最早被记录在《开宝本草》中，味甘，性凉，归脾、小肠经，有利尿消肿、清热解暑的功效。冬瓜皮药性平和，有利水消肿的功效，临床上被用来治疗水肿胀满、小便不利、体虚浮肿，常和赤小豆、生姜皮等药材配伍使用。

很多医家在治疗肾炎患者时，如果患者有水肿的情况，也会在药物中加一味冬瓜皮来利水。更重要的，冬瓜皮偏凉的药性，在高温的暑伏天里，有很好的清热解暑的功效，可以用来治疗夏日暑热口渴、小便短赤。您可以直接用冬瓜皮煎水代茶饮，也可以与薏苡仁同用熬成汤水，都可帮您有效地祛暑湿。

冬瓜籽虽然不起眼，但也是个小宝贝！它味甘，性微寒，归肺、脾、小肠经，有清热化痰、排脓、利湿功能，适用于痰热咳嗽，可以治疗肺痈、肠痈、带下、白浊等。

因此，今后大家在做冬瓜汤的时候，再也不要抛弃皮和籽了。

看到这里，可能有朋友会问：这汤的药性是不是偏寒凉呀？

其实，您不用太过担心，我们的汤里放了鸡肉。鸡肉性温，味甘，入脾、胃、肝经，有补虚、暖胃、强筋骨、续绝伤、活血调经等功效，主治脾胃阳气虚弱、饮食减少、脘部隐痛、呕吐泄泻、疲乏无力、肝脾血虚、腰酸膝软、小便频数等。

总之，温性的鸡肉可以平衡冬瓜偏凉的药性，又能帮助我们补益脾胃。因此，这道汤总体是很平和的，您可以放心地食用。

八、夏天，阴虚体质的朋友身体比春天更难过

1 阴虚的朋友在夏天易出现什么毛病？

到了夏天之后，很多地区都会进入高温状态。在这种高温下，一般人会觉得特别不舒服，而阴虚之人，则表现得比其他人更加难受。

阴虚的人，特别是老人，到了夏天，往往会出现很多身体问题，如血压上升、脾气烦躁、肝阳上亢等。

阴虚体质的人，在夏天应该怎么养生呢？到底该注意一些什么，才能平安度过炎炎夏日呢？

• 所谓阴虚，就是体内主静、主润的物质不足

人体的精、血、津、液等都属于阴。如果把一个人比作一个运转着的机器，阴就是润滑油和冷却液。

如果润滑的物质不足，机器运转起来就会很热。人也一样，如果阴物质缺乏，身体就会进入虚热和虚性亢奋的状态。

阴虚的具体表现

❶ 形体消瘦，因为身体机能虚性亢奋，消耗很大的缘故。

❷ 容易面色潮红，这是虚火上炎的表现。

❸ 口燥咽干、想喝凉饮，我们看到很多人特别喜欢喝凉东西，往往和他们的体质阴虚有关。

❹ 容易"五心烦热"，五心包括手脚心和心脏。阴虚的人手脚心在夏天很热，冬天很冷，因为阴液不足，而心中热，就会心烦，脾气也容易特别暴躁。

❺ 容易失眠。因为心中躁动，所以虚烦不寐。

❻ 睡眠中容易盗汗。这是因为气血循环很快，与体表之卫气的休息状态无法匹配的缘故。

❼ 容易大便干燥，小便黄、量少。

五脏阴虚的具体表现

❶ 肺阴虚之人，容易伴有干咳少痰、潮热盗汗的症状。

❷ 心阴虚之人，则容易心悸健忘、失眠多梦。

❸ 肾阴虚之人，则会腰酸背痛、腰膝酸软、眩晕耳鸣，男子性欲旺盛、遗精；女子月经量少。

❹ 肝阴虚之人，则容易出现脾气烦躁、发火、胁痛、视物昏花等症。

❺ 脾阴虚之人，则会有大便干燥、食欲亢奋，但运化无力等症。

前一段时间有人问我，为何三伏天的时候，一晒太阳，他就开始上火，同时还会出现口腔溃疡、喉咙干涩、眼睛胀痛、牙龈肿痛等症状？其实，这些都是虚火上炎的表现，引起的原因，都是阴虚。本来您的体内就缺少津液，一到了炎热天气，您再晒太阳，阴液耗伤得更严重，您的阴虚则更加明显。

古人认为："火克金，肺属金"。所以，在炎热的夏天，一旦火气过盛，肺阴不足之人的身体会出现问题，比如，肺结核阴虚证型的患者或平日因为阴虚而咳嗽之人，此时的症状会加重。

因此，在炎热的季节，对于阴虚之人，要注意滋阴，来使身体适应外界的环境。

此外，生病的人，如果有阴虚的情况存在，则在夏天病情会比其他季节重。这与春天还有点儿不同，因为春天外界的温度不是特别热，阴虚之人的症状体现的是自身不足——春季需要阴的物质，如果您体内阴物质匮乏，则会出现虚火风动的现象；而夏天外界热甚，除了阴虚之人自身阴的不足，还有外界热的伤害。因此，夏天，阴虚之人的情况会比春天严重一些。

夏天酷热伤阴，心火旺盛，则心阴容易不足。夏天肺金受克，肺阴虚者的症状会越来越重。而心肺之阴不足，则会引起肝肾之阴不足。因为心肺之阴亏虚时，会从肝肾借用资源。这样看来，在夏天，整个身体的阴都是宝贵的资源，既容易不足，也容易受到外界邪热的伤害。

2 在夏天，阴虚的朋友该如何保养？

在夏天，阴虚之人怎么养生，才能保护阴物质不受伤害，同时变得更加健康呢？

• 第一，阴虚的朋友要少食辛辣

不知从什么时候开始，烧烤撸串成了夏天的标配。这种不健康却美味的吃食方式，本来应该偶尔为之，如今成了一些人的主要进食方式。对于阴虚之人来说，一定要少吃烧烤熏炙之品，同时还要尽量控制辛辣之品，这些食物都会伤阴。

这还真的不是开玩笑，曾经有位患者对我说过，他患了面瘫（面部肌肉抽动），发病就是在一次吃烧烤之后。开始他认为这是偶然的，但在基本痊愈后，他又去吃了烧烤，结果当场他的脸部就又开始抽动。

中医认为，这种抽动就是阴液不足、经络失养引起的。对于这种体内阴液不足之人，可以在平时多吃以下几种食物。

①在肉类里，猪肉和鸭肉是滋阴的。但在做的时候，应该以清淡为主，不要放太多调料，否则调料吃多了也容易在体内变得燥热。

②多数带壳的海鲜性凉，阴虚之人可以适当食用。

③在蔬菜水果里，山药、莲藕、银耳、百合、雪梨、甘蔗等，都非常适合阴虚之人食用。

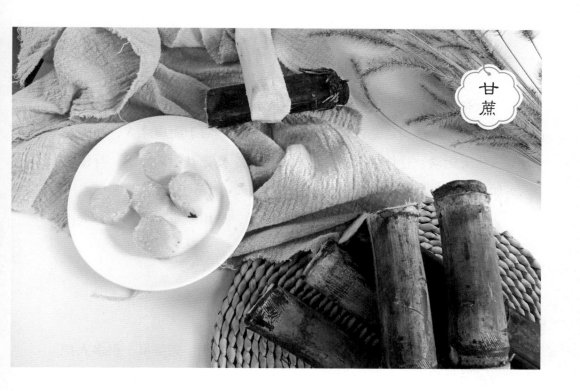

甘蔗

④中药里面，熟地、山萸肉、生地、沙参、麦冬、玉竹、枸杞子、石斛、女贞子、桑葚等都是滋阴的。其中，熟地、山萸肉、枸杞子滋补肾精，配合滋阴调理效果更好，大家可以搭配起来煲汤喝。

同时，阴虚之人在夏天要少吃凉食。阴虚之人喜欢吃凉的食物，到了夏天，更是如此。

可是，阴虚只有用滋阴的药物才能调理过来，药性的凉，和食物温度的凉不是一回事。您吃温度低的食物，会觉得暂时舒服，但时间久了，反而伤阳气，从而导致阴阳两虚。

•第二，阴虚的朋友不要选择大汗淋漓的运动

有人说，"冬练三九，夏练三伏"，夏天就要在太阳下运动。

其实，这句话是针对性质平和之人的。对于阴虚之人，如果在三伏天运动，让体内汗液骤然大量流失，会让其阴液亏乏，身体更加失调。

阴虚之人，适合在早晚清凉的时候，选用散步、游泳、打太极等比较柔和的方式运动。

•第三，阴虚的朋友要保持睡眠充足

夏天是一个较难入眠的季节——天黑得晚，亮得早。很多人把夏夜过得有声有色。

但所谓的"夜卧早起"，讲的是相对正常之人。阴虚之人，必须睡眠充足，最好补个午觉，为什么呢？为的是保护、滋养体内的阴物质。如果睡眠不足，耗阴过度，则在夏天的酷热之下，无异于火上浇油。

•第四，阴虚的朋友尽量不要在烈日当空时出行

夏月属火，中午对应心，这是热上加热。

心阴不足者，在这样的环境里，会觉得非常难受，甚至导致突发疾病。所以，阴虚之人要避开烈日当空的时候出行，这非常关键。

•第五，阴虚的朋友在待人处事方面，要以恬淡为主

夏日酷热，心阴不足之人，特别容易烦躁。此时，如果遇到事情不能冷静，就会特别容易冲动、发火。

这种不稳定的情绪，一方面给自己的身体造成压力，容易出现心脑血管等问题；另一方面也不利于事情的解决，甚至会把事情搞坏。

因此，阴虚之人，如果想平安度过夏天，要谨记两个字要诀，随时默念于心——"随缘"，这两个字可以帮您在很多本会发火的情况下化险为夷。让一切都随它去吧，又能怎么样呢？只要您以这样心态待人处事，就能把心放宽，从而渡过难关。

•第六，阴虚的朋友要节制性生活

阴虚之人，阳燥易动，所以性欲旺盛，但是不能持久，男士容易早泄。

夏日阳气更盛，因此，阴虚之人更容易躁动。尤其夏日异性衣着裸露甚多，更容易引动相火。因此，阴虚之人在夏日如果能保持节欲的状态，平复心态，则对保护肾精大有好处。

古代的朱丹溪，甚至要求在这样的季节，到深山大庙里去躲避。我觉得不用，我们控制一下就可以了。

•第七，阴虚的朋友特别要防气阴两伤

在夏天，容易汗液大泄，而气随汗脱，所以容易出现气阴两伤

的情况。这种情况比单纯的阴虚要复杂。

此时，阴虚之人容易出现口干口渴、浑身无力的情况。对于气阴两伤之人，服用生脉饮等中成药即可。

• 第八，阴虚的朋友要防阴虚湿困

阴虚之人，到了夏天会特别口渴，容易喝超量的水，甚至吃超量的水果，如冰西瓜等。

这样做虽然当时感觉舒服，但是阴虚并未缓解，而体内的湿气却容易加重。

我们一定要明白，湿气和身体的体液，是两个层面的事情——阴虚与湿气重，会同时出现。通常，这类患者的舌苔厚腻，但是舌苔掩盖下的舌质会很红。

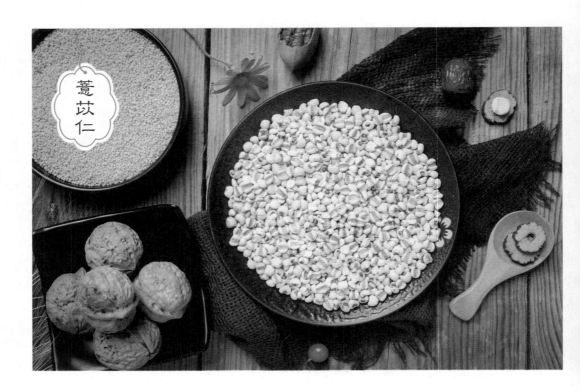

薏苡仁

此时，可以用藿香、佩兰、薏苡仁、杏仁、冬瓜皮祛除湿气。当湿气祛除，则会暴露出阴虚的本质，您可以看到红红的舌质。此时，再用滋阴的方法调理就可以了。

我一直认为，不同的体质，在不同的季节，身体的调理方式是不同的，一刀切的说法，是对中医辨证施治的背离。希望阴虚的朋友，看了这夏日八大秘诀能有所领悟，从而平安度过每一个夏天。

3 入伏以后，阴虚的朋友需常饮石斛滋阴茶

入伏以后，市面上流行的铁皮枫斗可以派上用场了。这个铁皮枫斗，就是专门用于滋阴的石斛的品种之一，现在市面上给炒作成仙草了。这个药不适合阳虚的人使用，对于阴虚之人的效果不错。

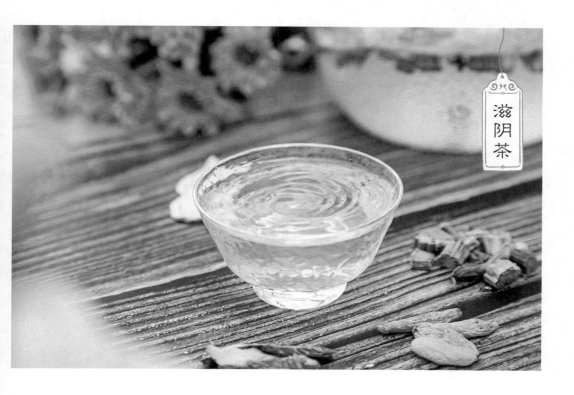

滋阴茶

滋阴茶

配方： 石斛 6 克、玉竹 6 克、麦冬 6 克、西洋参 3 克。

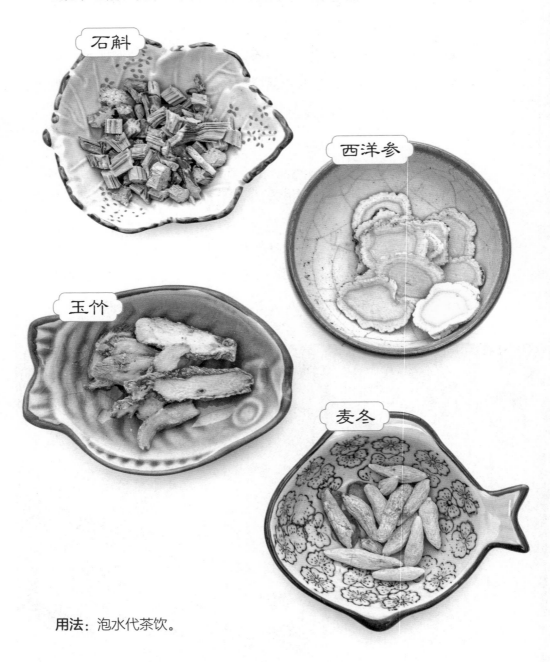

用法： 泡水代茶饮。

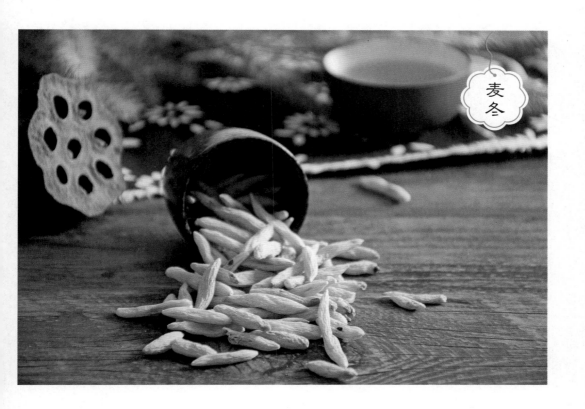

麦冬

　　此方可以起到滋阴润燥的作用，对于阴虚之人，在夏天感觉口干舌燥、身体虚热的时候，如果能隔三岔五地饮用，可以起到改善体质的功效。

　　此外，可以滋阴的药物还有生地、沙参、麦冬、石斛、玉竹、女贞子、旱莲草、山萸肉等。大家可以根据自身的情况来选取。

九、夏天，气虚的朋友如何保养？

1 夏天，气虚之人特别要注意补气

• 夏天特别不要出大汗，以防"气随汗脱"

为何气虚之人在炎热的夏季更要注意呢？

因为夏天容易出汗过多，中医里面有个理论，叫"气随汗脱"，意思是当出汗过多时，气也会跟着跑掉，从而导致气虚。这个理论的基础是"汗为心之液""血汗同源"，血是气的载体，如果失血过多，或者出汗过多，都会导致气的流失。

夏天出了大汗以后，很多人会感觉自己浑身无力，身体软绵绵的，这就是"气随汗脱"的表现。

因此，气虚之人，在夏天尤其需要补气。但此时如果单纯补气，还会出现燥热的情况。所以，在夏天气虚之人往往要气阴双补。

•夏天，气虚的朋友可以常喝中成药生脉饮

金代的名医李东垣，建议气虚之人在这个季节，可以喝点儿生脉饮。

生脉饮

人参、麦冬、五味子

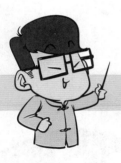

罗博士叮嘱

此药在药店已经有中成药售卖，在夏天，气虚之人，可以自己煮汤喝，也可以买中成药服用。

如果您的身体是平和状态，没有阴虚、阳虚的偏颇，那么恭喜您，在这个炎炎夏日，注意防暑，保持情绪稳定就可以啦。

2 容易气虚乏力之人，喝西洋参芡实怀山药排骨汤

夏天，很多人吃东西会觉得燥，此时宜进饮温补而滋阴的汤品。我给大家推荐一道滋阴而不燥热，补益而不亢进的汤——西洋参芡实排骨汤。

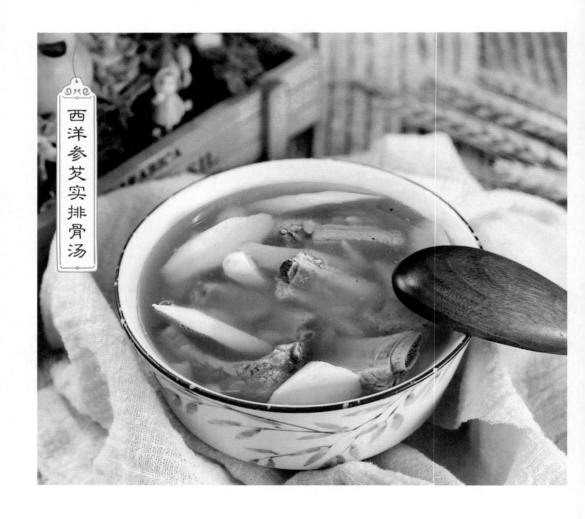

西洋参芡实排骨汤

西洋参芡实排骨汤

食材：西洋参 10 克、芡实 30 克、怀山药 30 克、新会陈皮 3 瓣、排骨 300 克、生姜 2 片。

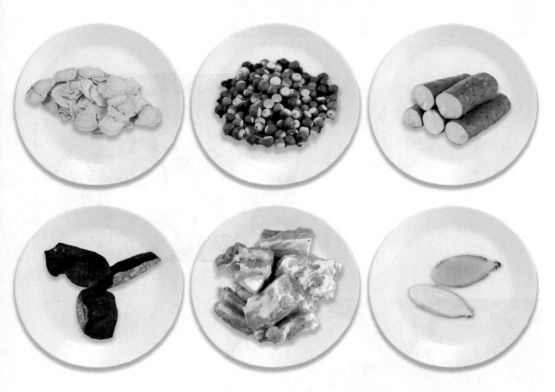

做法：

1. 将药材洗净，用清水浸泡 3~4 分钟。

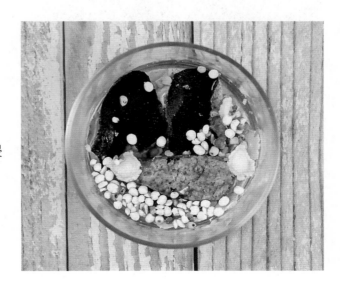

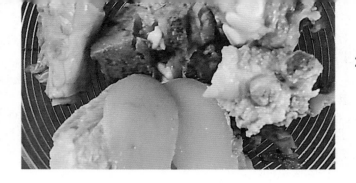

2. 把排骨洗净剁块，焯
   水后备用。

3. 将所有食材和排骨一
   同放入锅中，加适量
   清水。

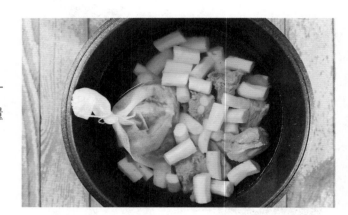

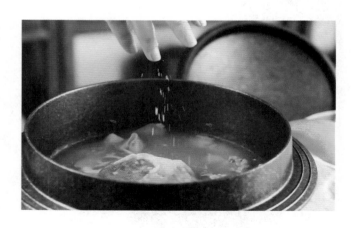

4. 大火煮沸转小火炖 2
   小时。出锅前可加少
   量盐调味。

叮嘱：如果大家有道地的怀山药（鲜的或干片）和道地的新会陈皮是最
　　　好的；如果没有也可以用普通的鲜山药和普通的陈皮煲汤，药力
　　　会有一定差距。

• 西洋参、芡实、怀山药到底有何神奇？

方中的西洋参既能补气又能养阴，为治气阴两伤证之良药；又能清热生津，尤善治气阴不足而火盛者，为清补佳品。

芡实既益肾健脾，又固精、止带、止泻，作用与莲子相似，又能除湿，故为治疗虚、实带下之佳品。因其性涩敛，大小便不利者不宜用。

怀山药是"四大怀药"之首，具有滋补益肾、健脾化痰、补中益气等功效，是重要的滋补药品。怀山药还可平补气阴，不热不燥，补而不腻。经常食用，不但可以增强体质，滋养皮肤，而且对肾虚腰痛、食欲不振、食少便溏、脾虚泄泻等症颇有良效。

陈皮芳香醒脾，作用温和，归脾、肺经，擅行脾胃之气，为健脾理气之佳品。

新会陈皮为广东省江门市新会区特产，柑皮以贮藏的时间越久越好，存期不足 3 年的称果皮或柑皮，存期足 3 年或以上的才称为陈皮。新会陈皮会散发芳香扑鼻的香味，具有很高的药用价值，也是传统的香料和调味佳品。

西洋参养阴补气，清热生津；芡实益肾固精，健脾补中；怀山药健脾养胃，生津益肺；陈皮健脾理气，燥湿化痰；猪排骨滋阴润燥而不肥腻。

西洋参芡实排骨汤不仅具有补气提神、滋养生津、消除疲劳的功效，喝起来味道也很不错。

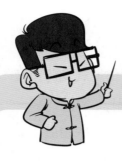

在服用西洋参时需注意：

① 忌喝茶、咖啡。

② 忌 24 小时内食用萝卜。西洋参补气，白萝卜泻气。

③ 警惕不良反应。有的人服西洋参后，会出现畏寒、体温下降、食欲不振、腹痛腹泻等情况；也有人会发生痛经和经期延迟、过敏反应——上下肢呈现分散、大小不等的水泡，瘙痒异常，停掉西洋参后，水泡可自行吸收消退。

④ 西洋参属于凉药，宜补气养阴。如果身体有热证，诸如口干烦躁、手心发热、脸色发红、身体经常疲乏无力的症状，使用西洋参类补品可以达到调养的目的。反之，若出现咳嗽有痰、口水多或者有水肿等症状，就要避免服用西洋参类补品，以免病情加重。

⑤ "非虚勿补"，如果身体并无不适，不宜经常服用西洋参。

⑥ 无论是吃药还是食疗，都一定要在辨证后服用。

3 夏天，心气虚的朋友要如何保养?

• 心气虚的朋友身体爱出现哪些症状，怎么办?

到了夏天，有很多朋友问我，为何自己会无缘无故头晕，脑子里总是蒙的，感觉困倦无力?

大家知道，中医的五脏，和四季是对应的，夏天对应的是心。如果在春天的生发过程中，正气消耗比较多，到了夏天，很容易引起心气虚。

• 症状：气短、胸闷不适、怎么睡都缓不过来

每一个脏腑，都包含气、血、阴、阳几方面。如果某个方面出了问题，就会导致脏腑功能不正常。所谓心气虚，就是心脏的气的功能不足了。

心气虚的主要症状有心悸、气短、自汗、胸闷不适、神疲体倦、头晕、面色淡白、脉细无力或结代。

心气虚的人，进入夏天后，就会有心悸、气短的症状出现。甚至有的人稍微一动就喘，以前比较能走步的，现在走几步都要停一停；还有人会出现头晕的情况，感觉浑浑噩噩的，"怎么睡都缓不过来"；还有人总是很疲惫，上班都是强挺着，总是打不起精神。

一旦您有以上这些情况，就说明您心气虚了。

总觉得疲惫、胸闷不适之人的具体原因就是气虚。气虚是全身性的，如果具体出现在心脏部位，则表现为心气不足。

在夏天，炎热会消耗人的正气，心气不足之人，因为心脏搏动的力量不够，所以会心悸气短，同时会伴有心肺之气不足的情况，此时如果做检测，或者诊脉，有些人会出现脉结代的问题，就是大家常说的"偷停"。

夏天，浑身的毛细血管张开，血液流量大，此时心气不足，则心血供应全身的能力下降，所以，会出现神疲体倦的症状——总会觉得身体软绵绵的，容易累，同时会有头晕的症状。

如果夏天天气暴热，则容易汗出过多，此时气随汗脱，也会加重气虚的症状。此外，有些一线城市的经济压力大，很多人比较焦虑，会出现思虑过度的情况，这也会消耗心气，加重心气虚损。

反过来，中医认为"心藏神"，如果心气不足，则会影响神志，出现心神不宁、惶恐不安、情绪低沉等问题。

因此，心气虚会导致各种问题出现。更严重的问题是，中医认为气血互生，如果心气不足，则心血也难生。因此，往往这两者会同时出现——心气虚的人，往往心血也会不足。

而心气不足的人，如果有阳虚倾向，则容易向心阳虚的方向发展，这样情况就会更加复杂。

此时该怎么办呢？夏天该怎么让自己保持心气充足呢？

我觉得，最重要的是，大家应该保持充足的休息，不要有太大的工作压力，经常锻炼身体，多晒太阳，以生发气机。另外，有一些千古名方可以帮到您。

• **心气虚的朋友，喝朱丹溪的养心汤就对了**

中医有很多养心气的方剂，有的甚至就叫"养心汤"。这些

"养心汤"各有侧重，我曾经反复拿来比较，最后觉得元代朱丹溪的养心汤非常好，稍微加减，在日常生活中就可以在享用美食的同时，还能起到养心气的作用。

这道养心汤，出自元代《丹溪心法》，是治疗"心虚血少，惊悸不宁"的方剂。

养心汤

炙黄芪、人参（生晒参）、茯苓、茯神、

半夏曲、当归、川芎、远志、肉桂、柏子仁、

炒酸枣仁、五味子、炙甘草、生姜、大枣

这是一个立方思路非常周到的方子，方子里面人参、黄芪培补心气；茯神、柏子仁、远志、五味子养心安神；当归、炒酸枣仁、川芎养血和血；半夏曲、炙甘草调和脾胃；肉桂温阳以益心气。

我将其稍微加减，去掉了川芎、半夏曲，增加了竹叶、炒麦芽、龙眼肉、生牡蛎、栗子、鸡心，变成了一个食疗方。

• 如何在家自制美味的养心汤？

中医的道理，就蕴藏在生活中。如果我们能把医理融入厨房，融入饮食中，以之来保护我们的健康，则既方便，又更容易让人接受。

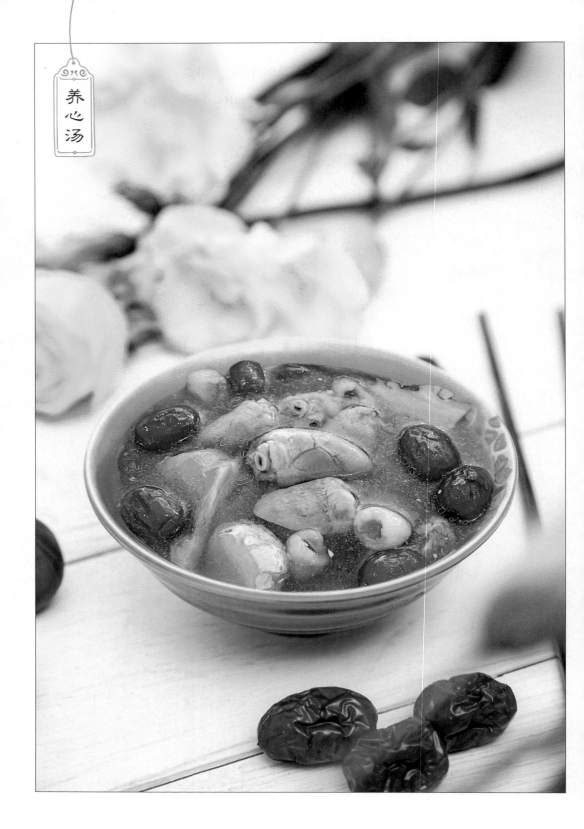

养心汤

养心汤

食材：炙黄芪9克、生晒参6克、茯苓9克、茯神9克、炒麦芽6克、当归3克、远志6克、肉桂1克、柏子仁6克、炒酸枣仁6克、龙眼肉9克、五味子3克、竹叶3克、生牡蛎9克、炙甘草3克、栗子12个、鸡心6个（切）、生姜5片、大枣7枚（掰开）。

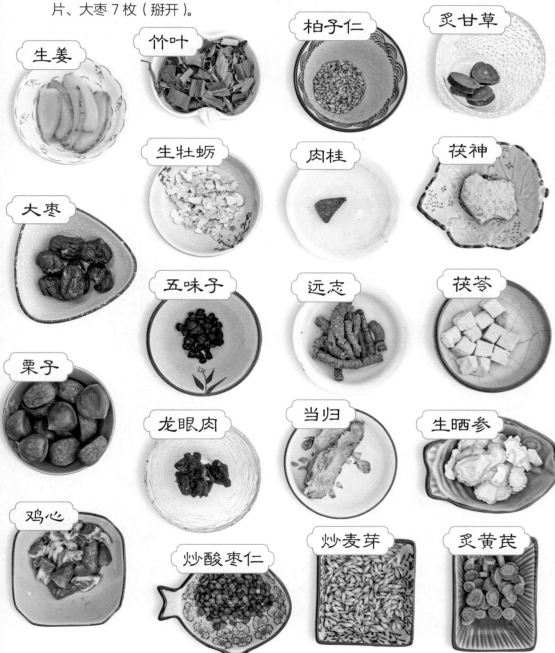

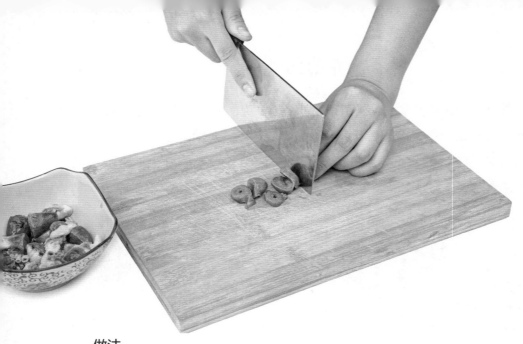

做法：

1. 把鸡心用开水先烫一下（较大的鸡心也可切开）。将生姜切片，大枣掰开备用。

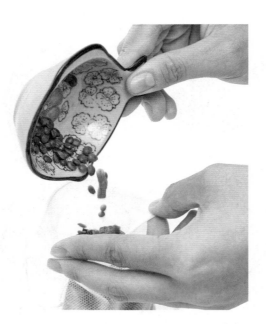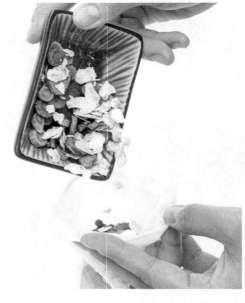

2. 把黄芪、茯苓、茯神、炒麦芽、当归、远志、肉桂、柏子仁、炒酸枣仁、五味子、生牡蛎、竹叶、炙甘草，装入一个调料口袋里，用线系住。

3. 将调料口袋，和生晒参、龙眼肉、栗子、鸡心、生姜、大枣，一起放入锅里炖，可以加适量的盐等调料。

4. 时间到了即可出锅，以喝汤为主，鸡心等食材也可以吃掉。

用法：一周可以喝一次，一次一人喝一碗即可。

叮嘱：1. 此汤的主要对象，是那种感觉心悸气短、精神疲乏、自汗、胸闷不适、头晕、面色淡白、脉细无力或结代之人。这类人，舌质淡白不红，舌边有齿痕，舌体往往胖大。

2. 小孩和孕妇，以及阴虚体质之人，不适宜此方。

十、夏天，阳虚的朋友如何保养？

1 夏天是阳虚的朋友恢复健康的大好时机

•夏天，阴虚的人难过，阳虚的人舒服

我经常看到一些到了什么节气，就告诉大家这个节气该吃什么的养生文章。**我觉得这无法一概而论，因为每个体质的人，在季节变化时，都会有不同的表现。**

比如，在酷热的天气里，阴虚之人会觉得特别难受，因为酷热的天气容易耗气伤阴，他们会觉得口干舌燥，头晕目眩，并且心烦易怒等，总之各种身心不适。此时，他们需要赶紧补气养阴。可是，在同样的酷热天气里，阳虚之人会觉得很舒服。

曾经有个朋友对我说，到了夏天之后，别人都是躲着太阳，待在空调房间里不敢出来，怕热得中暑。他却例外，觉得外面特别舒服，他喜欢大中午站在太阳下暴晒自己，感觉浑身温暖，气血好像开始流动了。

他说，在一年里，只有夏天让他感觉舒服，到了其他季节，则怕冷怕得要命，开车都必须把坐垫加热，永远比别人多穿一件衣服，冷风一吹就开始打喷嚏……您看，这就是体质不同所致。这位朋友就是典型的阳虚体质。

• 阳气不足，一般会有六种症状

1）畏寒怕冷，四肢不温

因为阳气不足，无法温暖四肢百骸，则身体（尤其是四肢）会冰冷，对外界的寒冷比较敏感。所以阳虚之人比别人怕冷，会多穿衣服。

2）脘腹冷痛，完谷不化

所谓完谷不化，指的是大便中夹杂未消化食物。这是因为脾肾阳虚，无力腐熟食物，导致食物没有消化就泄出所致。

而脾肾阳虚，则容易胃脘或者腹部冷痛，使着凉更加严重。

3）精神不振，嗜睡

中医称之为"但欲寐"，就是处于一种白天总想睡觉，困倦的状态。

4）面色苍白或发黑

这是阳气不足的表现，生命之火不旺盛，才会导致气血不荣于面。

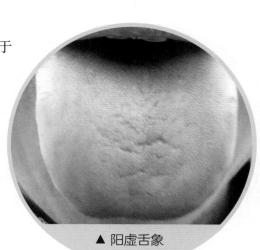

▲ 阳虚舌象

5）小便清长，频数

6）舌淡而胖或有齿痕，脉象沉细

• 五脏阳气不足的人有什么表现?

阳气不足的人，作用在五脏，也会有不同的表现。

1）心阳虚的表现

心阳虚的人最典型的特征是嘴唇紫暗，平时会胸闷、心悸、四肢冰冷。一旦受寒，则心脏憋闷疼痛、气短、出冷汗，甚至出现危症。

2）肝阳虚的表现

肝阳虚之人的生发之力不足，容易郁闷、头晕。女性容易出现乳房胀痛、少腹冷痛的情况，甚至会有月经不调或崩漏出现。男性容易出现疝气、阳痿等男科疾病。

3）脾阳虚的表现

脾阳不足之人，会出现水湿很重的情况，因为脾属土，土克水。同时脾阳不足之人，还容易食欲不振，严重了会出现吐泻的情况，容易大便不成形，一旦受寒，则脘腹疼痛。

4）肺阳虚的表现

肺阳虚之人，特别容易感受寒邪，从而受寒感冒，同时感冒会缠绵不愈。肺阳不足，会引起咳嗽气短，咳嗽的痰会是白色的，甚至是白色沫状。老年人容易出现哮喘等问题。

5）肾阳虚的表现

所谓肾阳虚，就是命门火衰了。这样的人，平时会无精打采，生命力不足，总是嗜睡，思考能力下降。所有和生殖相关的功能都会衰退，比如，男性阳痿早泄，早衰无子；女性月经减少，宫寒不孕等。

同时，肾阳不足之人，所有和水液代谢相关的功能也会降低，体内水湿会重，大小便会出现问题，如腹泻便秘、小便癃闭等。

• 为什么您会阳气不足、湿气重？

多数情况是自己本身正气不足，气血匮乏，加上各种不良生活习惯，如吃冷东西、吹空调、吃过多寒凉的药物、天冷穿衣少等，导致阳气受伤、湿气停留。

阳虚体质的人，当外界环境变冷，或者在湿气重的气候中，特别容易受到影响——内外环境互相配合，破坏了体内的防御系统，就特别容易被外邪入侵。

每一次患外感病，都是内外环境因素叠加的结果。我们无法改变外界的环境，却可以调节体内的环境。否则，不但外感容易来袭，而且自己阳虚湿气重，身体长期受累，内伤病也容易出现。应该说，各种内科疾病中，阳虚湿气重导致的占绝大多数。

• 阳虚的朋友如何借助夏天调理身体?

1）根据时间节律来调整用药

阳虚之人，在秋冬是比较难过的，因为彼时天气寒冷，阳虚之人被冻得浑身发抖，经常要比别人多穿衣服。即便如此，仍然身体问题连连。可是，到了春夏，天气炎热之后，阳虚之人会感觉舒服很多。

但是，千万要记住，炎热的日子正是调补阳气最容易的阶段，千万不要因为身体当下舒服了，就觉得没问题了，不要错过了难得的调整机会。

比如，因为阳气不足而导致哮喘的患者，本来冬天都到了抢救的地步，但到了夏天，居然感觉没问题——呼吸通畅了，身体也恢复了。如果您此时觉得没有问题了，是不对的，因为到了秋冬，问题还会再次出现。

因此，阳虚之人在夏天要赶快温补阳气，让身体彻底恢复，才是正道。

中医讲究天人合一，是说我们与自然界的一切都有对应关系，我们与周围的泥土、植物、山川对应，也包括我们与时间对应。

我们的身体，每天有着"日节律"，早晨对应肝，中午对应心，下午对应肺，晚上对应肾。

经络流注也有"日节律"，从下午3点开始，每2小时是1个时辰，每个时辰对应一个经络，分别是肺、大肠、胃、脾、心、小肠、膀胱、肾、心包、三焦、胆、肝经。古人治病，往往根据节律调整用药。

清代的名医叶天士，在用清泻心火之药时，往往会让患者中午服用，因为中午对应心，此时用药，效果更好。

叶天士还有一个实验，就是在滋补的时候，选择肾经之气最弱的时候。比如，补肾，一般人会想，是不是要选在肾经当令的时候？其实不是，肾经是在下午5—7点当令，如果我们画出各个经气当令的曲线，就会发现，在对应的上午的5—7点的时候，恰恰是肾经之气最弱的时候，到了下午5—7点，肾经之气达到最高峰。叶天士选择在上午的5—7点服用补肾之药，用他的话来说，就是"补肾药，侵晨服"（侵晨指黎明）。

在这里面，叶天士非常聪明地运用了一个原则，提高整个曲线阈值，当您在经气最弱的时候，把数值抬高，整个曲线都会向上提起；到了曲线的最高点，则会更高——这是夯实基础的做法，很有可取之处。您看看，为何当年叶天士名满天下呢？人家真的用心啊。

2）"冬病夏治"

类似的思路还有很多，其中就包括"冬病夏治"。我在给孩子调理身体的时候，经常遇到这样的情况：孩子不断感冒，一个月感冒4次。我们在给这样的孩子调理时，可以一直用清理外邪的方子吗？

不行的，您必须找到他生病的根源。脾胃虚弱，正气不足，外邪才会入侵。所以，调理时，要抓住感冒刚好的时机，赶快补脾。很多人在不感冒的时候，毫无作为，然后下一次感冒就又找上门来。

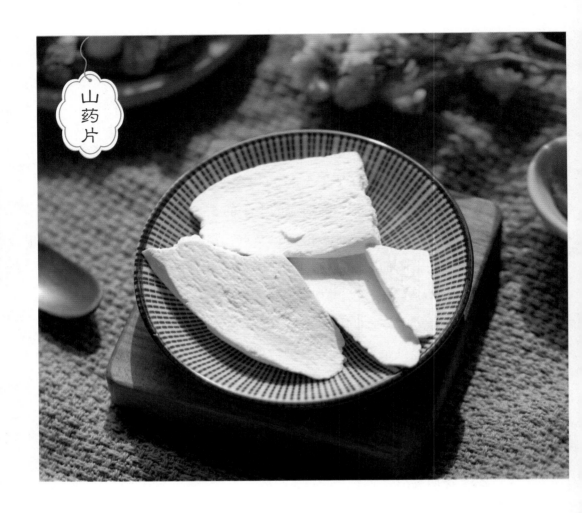

山药片

　　我们主张，在洪水刚刚退去时，要赶快修补河堤，这样洪水再来时，才能有所抵挡。如果洪水退了，您毫无作为，那么下次洪水来了，您会更加倒霉。

　　我经常给大家介绍怀山药，因为秋冬是孩子发病的高峰，只要孩子一患外感，家长就都忙着去急诊给孩子打点滴，应付各种呼吸道感染。可是，大家要知道，孩子之所以会频繁感冒，是脾胃之气不足的缘故。

在夏天，天气温暖，此时孩子的外感少了，大家觉得轻松了，就忽视了身体的调理。而此时，正是调补脾胃的好机会。"冬病夏治"就是这个道理，在冬天，阳气忙着应付外面的寒冷，阳虚之人会全力应付，还心有余而力不足；一旦到了夏天，天气温暖，此时阳虚之人才松了一口气。

但您要记得，一定要抓紧时间补充弹药，这正是补足阳气的最佳时节。这就是我前面讲的，您提高曲线的最低点，那么在最高点，您的阳气才能有所作为。

除了我举的例子，科学研究的数据，也证明这样做是有道理的。在西医里，有专门的时间医学研究，比如，在某些激素水平最低的清晨，有些疾病最容易发作。所以，最佳使用激素的时间，是在清晨的时候。这个领域有大量的研究，和中医的理念是相通的。

因此，阳气不足、体内湿气重的人，一定要借助夏天来提升阳气、祛湿健脾，保护自己的正气。

2 夏天，阳气不足的朋友要常吃羊肉山药汤

在夏天，阳虚之人可以适当服用温补之药，如桂附地黄丸等。也可以通过吃怀姜糖膏、艾灸或泡脚的方式来调理。

阳虚之人可以吃些性温的水果，比如，荔枝、龙眼、橘子等。

在此，我给阳虚之人推荐一个可以在夏日温补阳气的食疗方——羊肉山药汤。

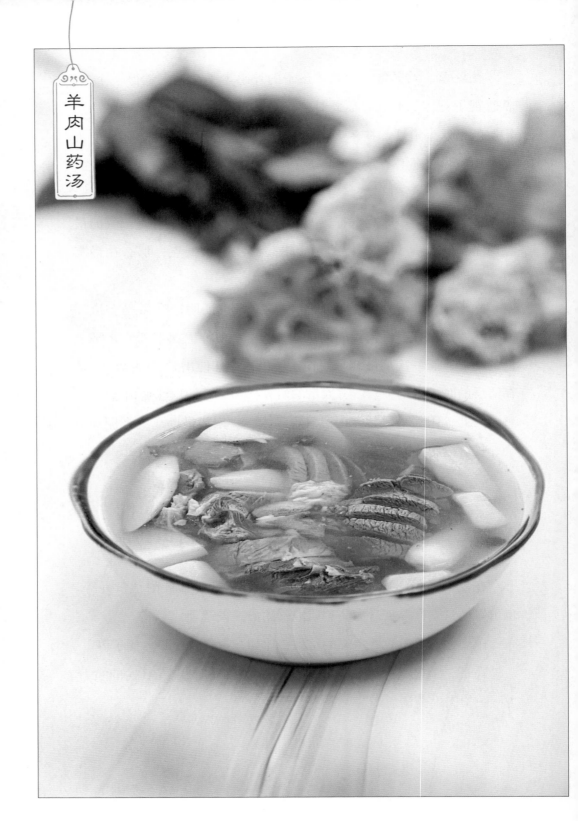

羊肉山药汤

羊肉山药汤

食材：羊肉 100 克、山药 100 克、枸杞子 9 克、当归 3 克、肉桂 1 克。

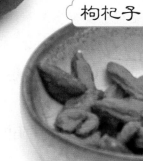

当归

肉桂

枸杞子

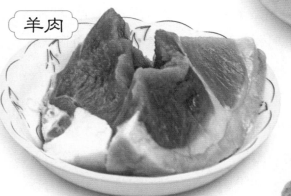

羊肉

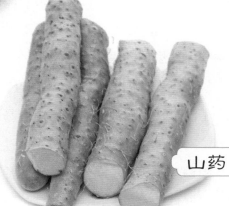

山药

用法：将上述药材一起煲汤即可，一周吃一次，肉和山药可以吃掉。

在此方中，羊肉甘温，是补阳气的非常好的食疗之品。

除了自己在家煲汤以外，**我还有一个建议：您的城市，一定是有火锅店的，您可以自己带一丸桂附地黄丸，来到火锅店。点好了火锅之后，把桂附地黄丸放到锅里面，化开后就可以开吃了。**

另外，在这个季节，如果能做做艾灸，温经通络或用贴敷疗法来温通阳气也是不错的。很多医院都开展了"冬病夏治"的贴敷活动，如果您确实有阳气不足引起的呼吸系统的疾病等，可以在夏天，借助阳气充足的时候，使用这些方法来提升正气。

• 夏天，阳气不足的人要吃补阳的食物

很多阳气不足的人，哪怕是夏天，也会出现手脚发凉、精神萎靡、精气神不足等现象。此时，要服用补阳的食物，来温补阳气。

在食物里，鹿肉、牛肉、羊肉、海虾、韭菜、生姜、肉桂、花椒等是温热补阳的。大家在吃菜的时候，可以根据自己情况选取。

此外，到了夏天后，阳气不足之人要注意的是：

第一，不要吃冷的食物。比如，冰冻饮料，因为会更加伤阳气；

第二，吃食物可以尽量选择药性温热的，避免吃药性是寒凉的食物。

这里的药性和温度关系不大，比如，西瓜，很多人吃西瓜是冰镇着吃的，同时即使是常温的，西瓜药性还是凉的。阳气足的人吃了没事，阳虚的人吃多了就容易肚子冷痛、腹泻。

至于方剂，此时需要请医生，来看看服用什么样的方子可以温阳调理，比如，黄芪建中汤、金匮肾气丸、附子理中丸等，您可以根据自己的情况，让医生帮忙调整剂量，适当温补。

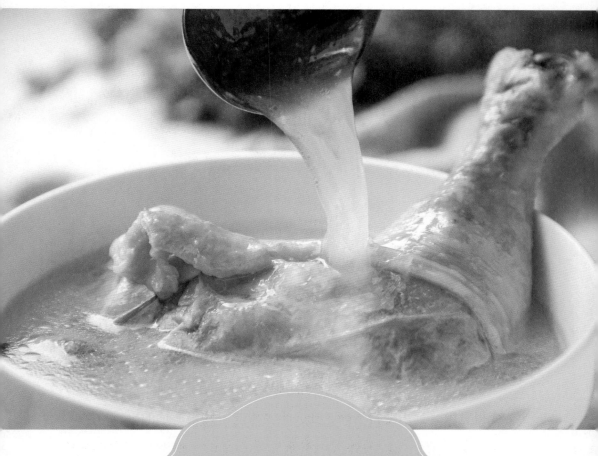

秋季篇

十一、秋天，我们如何保养？

1 秋日虽美，也要防燥气伤人

• 燥气主要在秋天伤人

立秋了，秋高气爽，凉爽的风吹到身上很是舒服，马路也似乎变得宽敞，远山变得清晰，让人容易想起一些很遥远的事。

秋天的主气，为燥气。本来这是正常的气候变化，但如果太过，或者我们不适应，它就会变成伤害人体的邪气［中医把外来的邪气分成六种，分别是风、寒、暑、湿、燥、火（热）——六淫，"淫"就是太过的意思］。

燥邪为六淫之一，是重要的外感致病因素。早在《黄帝内经》的《素问·阴阳应象大论》中就有"燥胜则干"的论述。但是《素问·至真要大论》病机十九条却单单没有写燥气，所以后世对燥邪的关注也不够。后来，到了金元时期，金元四大家之一的刘完素写了《素问玄机原病式》，里面记载道："诸涩枯涸……皆属于燥。"这才把燥归为六气之一。

关于燥邪的发病季节，历代医家众说纷纭，归纳起来有两种：一种认为这是秋天的主气，主要出现在秋天；另一种认为各个季节都会出现燥邪。

我个人认为，燥邪在各个季节都会出现，这符合客观情况。中医懂得随机应变，如果冬天突然变暖，出现很多热证，我们一定不会认为是寒邪为患，因为气候随时在变化，不能刻舟求剑。

因此，燥邪是以秋天为主，但在其他季节也存在。

• 燥分为凉燥和温燥

在秋天，人很容易被燥邪伤到，这是喻嘉言先生提出的概念（我在《古代的中医——七大名医传奇》这本书里，写过喻嘉言先生的故事，他是一位奇人，也是钱谦益的好朋友）。喻嘉言看到《黄帝内经》没有伤燥的论述，古方里也基本没有治燥之剂，心想，万一过去哪位搬运工，在搬动《黄帝内经》的竹简或帛书时，给弄丢了几条也说不定。

于是，喻嘉言根据临床，将"秋伤于湿"改为"秋伤于燥"，自其提出"大意谓春伤于风，夏伤于暑，长夏伤于湿，秋伤于燥，冬伤于寒"（《医门法律·伤燥门·秋燥论》）这个说法以后，后世医家无不佩服，从此燥邪在中医里被重视起来。

温病四大家之一的叶天士在《临证指南医案》燥篇中说：

夏热秋燥致伤，都因阴分不足。

温病四大家中的另一位王孟英则在《重订通俗伤寒论》秋燥伤寒一节中说：

秋深初凉，西风肃杀，感之者多病风燥，此属凉燥……若久晴无雨，秋阳以曝，应之者多病温燥，此属燥热。

秋天燥的状态，会随着温度的变化，形成凉燥和温燥。所谓凉燥，会出现在初秋和深秋。初秋的时候，天气从夏天进入秋天，温度由热到凉，感觉比较明显；到了深秋，天气彻底冷了，也会感觉明显，此时凉气和燥邪结合，会形成凉燥。

在一天里，早晨起来很凉，人们在温热的被窝睡了一夜，突然进入凉气中，容易受寒；中午的时候温度很热，人们会出汗；晚上会变凉，衣服穿得少的人，容易再次受寒，变成凉燥。

如果凉燥严重了，会引起外感。临床表现初期为头痛、身热、恶寒无汗、鼻鸣鼻塞，类似感受风寒，但同时还伴有津液不足、干燥的现象，如鼻腔里面特别干，甚至会流鼻血，还有人会有鼻涕，但是非常清稀，同时伴有唇燥咽干、干咳连声、胸闷气逆、皮肤干燥、舌苔薄白而干等症状，这都是肺受寒燥之邪、津液耗损出现的寒燥症状。

1）凉燥引起的外感病，服杏苏散或苏叶陈皮饮

中医对于调理凉燥引起的外感病，往往用吴鞠通的杏苏散。

这个方子里，苏叶和前胡是散寒宣肺的，橘皮就是陈皮，和半夏、茯苓可以祛除寒湿。吴鞠通认为寒邪闭肺，会有水饮停留，祛除水饮可以恢复肺胃的阳气，同时甘草和桔梗可以向上开通肺气。

如果您想自己用点儿简易的方法处理，我推荐您可以用苏叶陈皮饮。

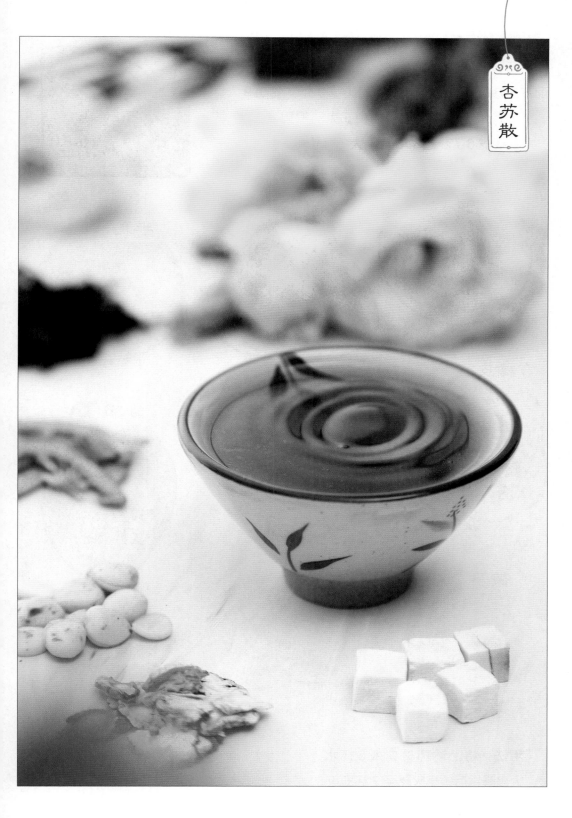

杏苏散

杏苏散

配方：苏叶9克、半夏9克、茯苓9克、前胡9克、杏仁9克、苦桔梗6克、枳壳6克、橘皮6克、甘草3克、大枣3枚。

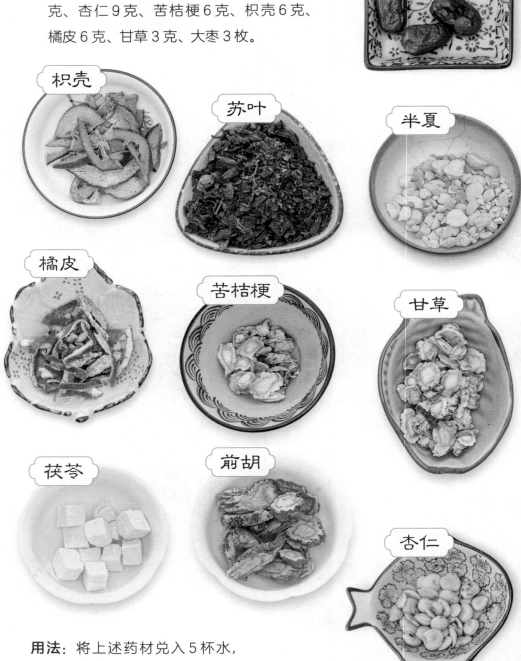

大枣

枳壳

苏叶

半夏

橘皮

苦桔梗

甘草

茯苓

前胡

杏仁

用法：将上述药材兑入5杯水，大火开锅后，小火熬至2杯即可。

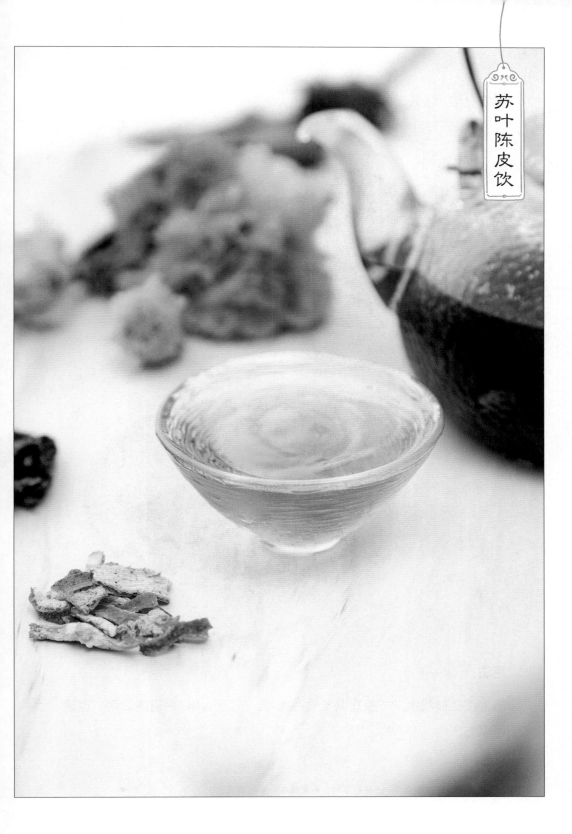

苏叶陈皮饮

配方：苏叶 3 克、陈皮 6 克。

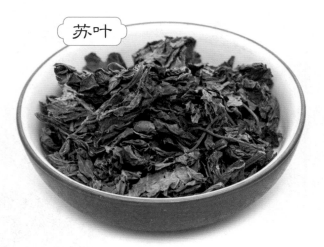

苏叶

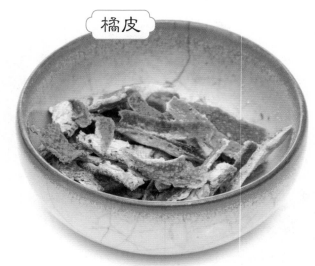

橘皮

用法：

将上述药材熬水，一般开锅 5 分钟即可；或用开水泡后直接饮用，也是可以的。

将此饮当作饮料喝，同样可以起到散寒宣肺的作用。

千万不要一提秋燥，就用吃梨的方法凉润。对于感受凉燥之人，需要让身体温暖一些，让阳气重新回到体表，使得津液疏布，则可以恢复正常。

2）温燥引起的外感病，服桑杏汤或白梨熬水饮

秋天的中午很热，因为空气透明度较高，所以阳光直射人体。很多人在中午外出，会感觉燥热难忍，甚至大汗淋漓，此时会出现两种情况。

第一种：津液匮乏之人，汗液流失，气随汗泄。我比喻为运载防御部队的船滞留于中断的河流中，无法防御外邪。这样外邪入侵，就形成了温病，会立刻发作，表现为发热、咽喉肿痛等。

第二种：中午的时候大汗淋漓，此时如果站在树荫下，您可以感觉到吹过来的风非常凉。或者，中午发汗，毛孔开张。到了下午太阳下山，冷风一下就来了，此时您比其他季节更容易被寒邪伤到。

秋天人体的津液本来不足，同时外界环境也燥，您感受寒邪之后，会很快化热，导致出现热证，实际上这是感受寒邪的第二个阶段，但是同样表现出温与燥的特点，也被称为温燥。

温燥在临床上表现初期为头痛身热、干咳无痰，或者咳痰多稀而黏、气逆而喘、咽喉干痛、鼻干唇燥、胸闷胁痛、心烦口渴、舌苔白薄而燥、舌边尖俱红等症，是肺受温燥之邪、肺津受灼而出现的燥热证状。表证偏风热，津亏较重，甚至化热伤络，胸痛咯血，舌红苔黄，脉细数。

此时，中医会给感受温燥之人用吴鞠通的桑杏汤。

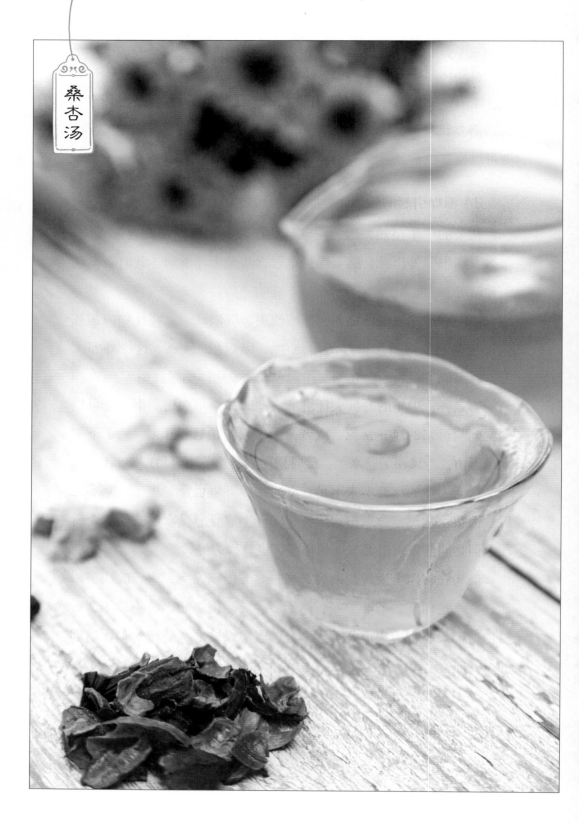

桑杏汤

桑杏汤

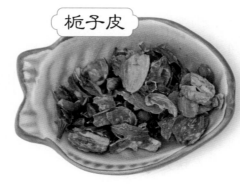

配方：桑叶 3 克、浙贝母 3 克、香豉 3 克、栀子皮 3 克、梨皮 3 克、杏仁 4.5 克、沙参 6 克。

杏仁

栀子皮

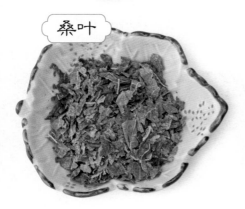

桑叶

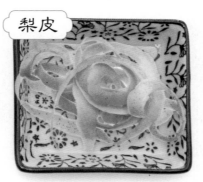

梨皮

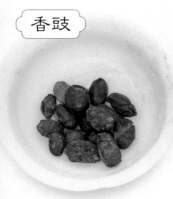 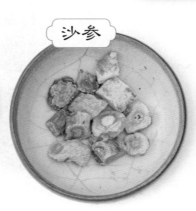 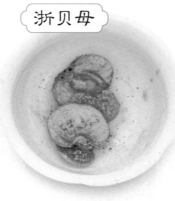

香豉　　　　沙参　　　　浙贝母

用法：将上述药材兑入 5 杯水，大火开锅后，小火熬至 2 杯即可。

这个方子专门治疗温燥外袭、肺津受灼之轻症。

方中桑叶清宣燥热，透邪外出；杏仁宣利肺气，润燥止咳，与桑叶共为君药；豆豉辛凉透散，助桑叶轻宣透热；浙贝母清化热痰，助杏仁止咳化痰；沙参养阴生津，润肺止咳；栀子皮质轻而入上焦，清泻肺热；梨皮清热润燥，止咳化痰。

我一般应用此方时，不单单用梨皮，而是把整个白梨带皮切片放在里面煮，这样润肺的效果更好。

此外，如果没有明显的外感，平时就是津液匮乏，甚至阴虚之人，在秋天时有感受温燥的情况，可以用类似的食疗的方子。

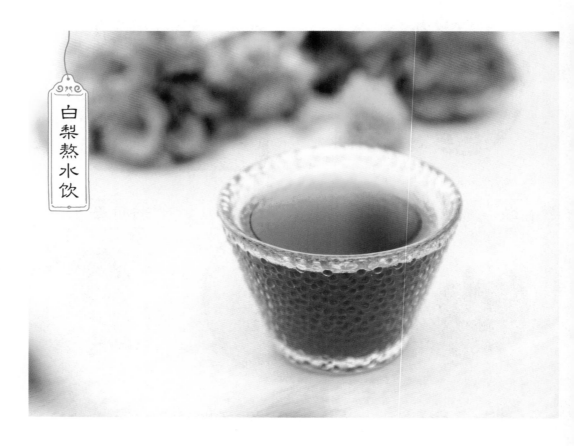

白梨熬水饮

白梨熬水饮

配方：白梨一个切片，石斛 6 克、
沙参 6 克、麦冬 6 克。

白梨片

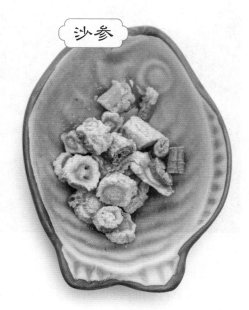
沙参

石斛

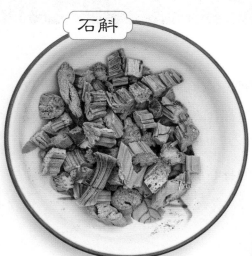

麦冬

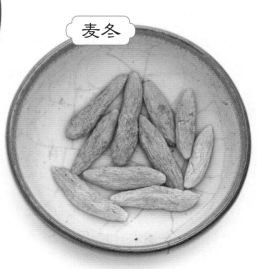

用法：将上述药材熬水，熬开锅
20 分钟，当作饮料喝即可。

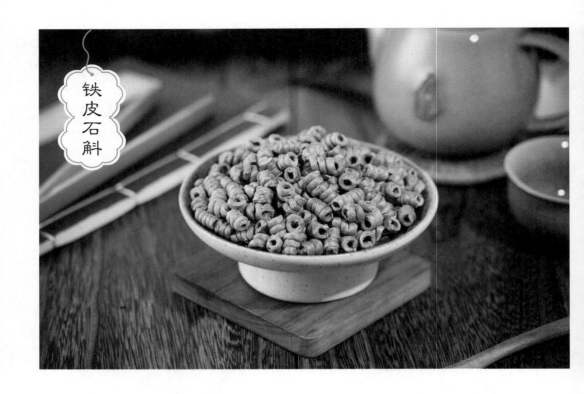

铁皮石斛

石斛的效果不错，可以起到润燥生津的作用。过去北京的大户人家，一到秋天，老太爷一般嘴里都含着一点儿铁皮石斛，这是有道理的。

大家一定要记住，保持健康的身心不仅仅是吃点儿什么那么简单，我们的情绪、生活环境等因素，都有着重要的作用。

2 如何自制经典秋季滋补佳品秋梨膏？

以下，我给大家推荐的这道经典的秋季滋补佳品秋梨膏，非常适合您在周末有时间的时候在家里慢慢做。

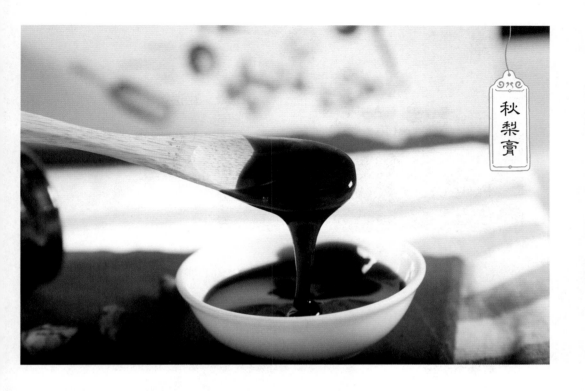

配方： 雪梨 5 个、罗汉果 2 个、陈皮 3 克（陈皮 1 瓣）、炒苦杏仁（捣碎）3 克、桔梗 1 克、姜适量、冰糖适量、蜂蜜适量。

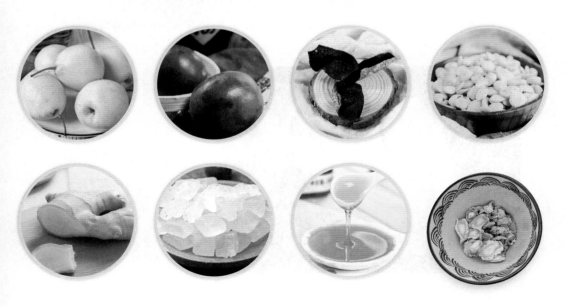

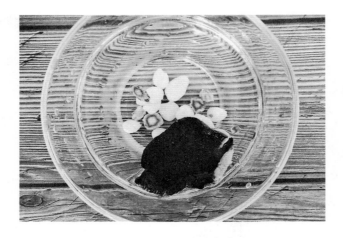

做法:

1. 把陈皮、炒苦杏仁和桔梗清洗浸泡一下。

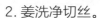

2. 姜洗净切丝。

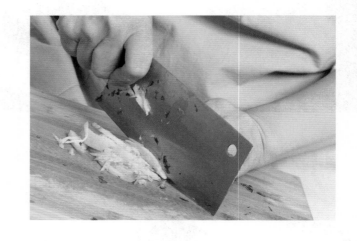

3. 雪梨削皮,把雪梨用打汁机打成梨蓉汁。

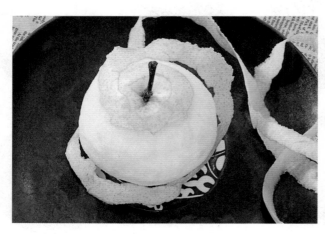

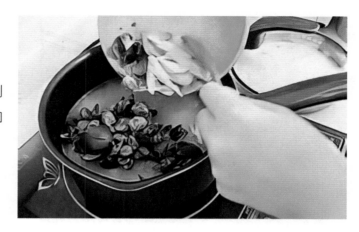

4. 把打好的梨蓉汁倒
   进锅里，罗汉果和
   姜丝也倒进锅里。

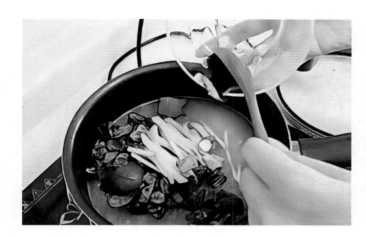

5. 继续加入陈皮、
   炒苦杏仁、桔梗
   和冰糖。

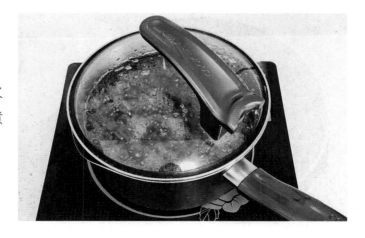

6. 搅拌均匀，用大火
   烧开后转小火煮
   25 分钟。

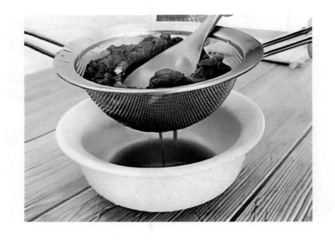

7. 煮好后，把煮成的
膏状物倒进滤网
里，然后用勺子挤
压出汁。

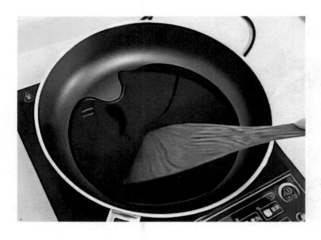

8. 把挤出来的汁倒进
煎锅。

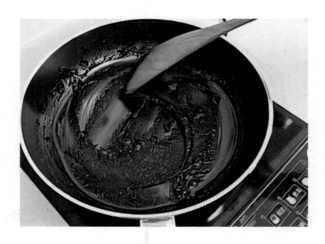

9. 用小火慢慢煎熬，
边熬边搅拌。

10. 把煎好的膏倒进
    碗里，兑入蜂蜜
    （自觉适量即可）。

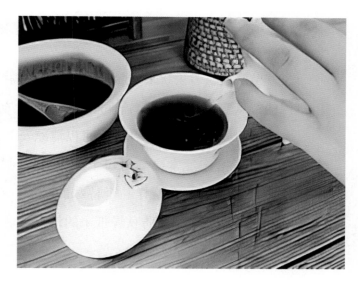

　　秋梨膏是由秋梨和祛痰中药配伍加工而成的药膳饮品，《本草求原》中所载的"秋梨蜜膏"为史料记载，相传始于唐朝。其润肺止咳，生津利咽，用于阴虚肺热之咳嗽喘促、痰涎黏稠、胸膈满闷、口燥咽干、烦躁声哑，对肺热久嗽伤阴者尤佳，乃一道秋季滋补良品。

　　大家对秋梨膏应该都不陌生，可能经常会到药店购买。其实，秋梨膏制作起来也非常简单，而且自己制作，用料会更纯，也更干净卫生。

　　秋梨膏具有生津、降火、养阴、润肺、止咳等功能，是因为膏中所含的都是凉性、养阴生津的药物。脾胃虚寒、手脚发凉、大便溏泻的人最好谨慎，或者不要服用秋梨膏，以避免虚寒症状加重。

3 秋燥当前，常喝山药莲藕猪骨汤

季节交替，暑去秋来之际，盛夏时节的潮湿闷热感觉已经散去，气温的特点变为早晚凉爽，午间炎热——这是初秋时节的特点。

由于早晚凉爽，大家在夜里可以清凉安眠了，但初秋时空气湿度低，一觉醒来经常会觉得口干舌燥，午间的气温又会升高，直给人燥热的感觉。在这样一个特殊的时节，补益在夏天受伤的脾胃，同时滋阴润燥，预防秋燥带来的伤害，是我们需要提上日程的事了。

• 治秋燥最简单直接的方法，就是食疗

我给大家推荐一款十分适合当下时节特点的食疗靓汤——山药莲藕猪骨汤。

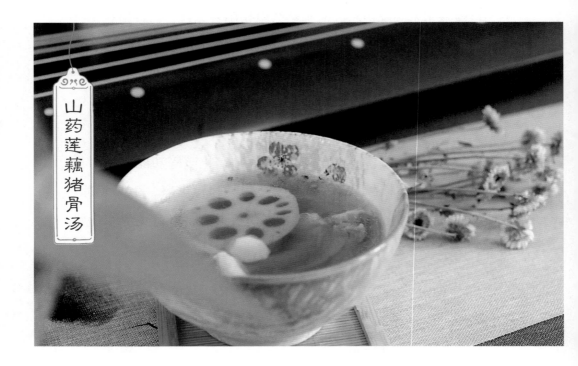

山药莲藕猪骨汤

配方：猪脊骨 300 克、莲藕 2 段、鲜山药 2 段、陈皮 3 克、薏苡仁 15
克、芡实 15 克、莲子肉 15 克、石斛 3 克、大枣 2 枚、生姜 1 片。

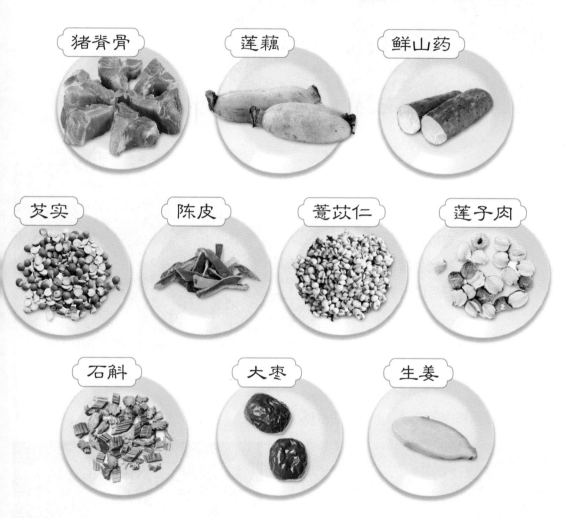

猪脊骨　　莲藕　　鲜山药

芡实　　陈皮　　薏苡仁　　莲子肉

石斛　　大枣　　生姜

做法：

1. 将薏苡仁、芡实、莲子
   肉、大枣洗干净后用清
   水浸泡 0.5~1 小时。

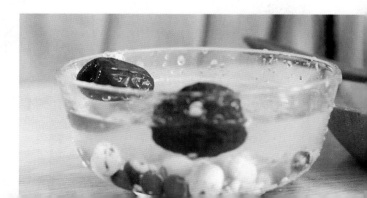

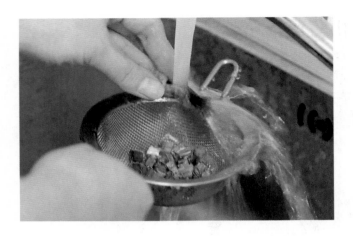

2.石斛与陈皮清洗干净备用。

3.猪脊骨洗净，凉水下锅
飞水，可以加入一些生
姜皮，帮助去腥、去血
沫，焯好后捞出备用。

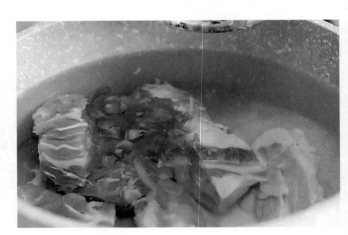

4.莲藕和山药洗净，削皮、切片或小块。

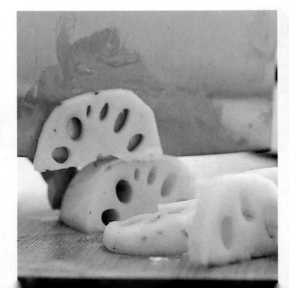
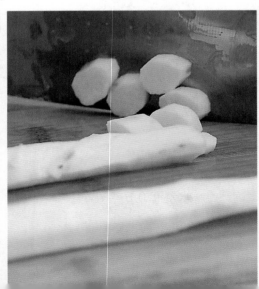

5. 浸泡好的食材滤水，大枣剖开。

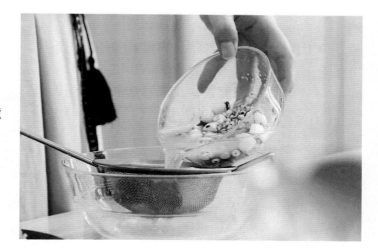

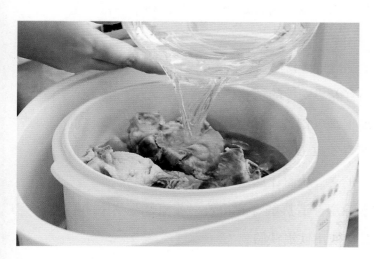

6. 把所有的食材倒入锅中，内外锅加好水，煲汤模式定时1~1.5 小时。

7. 出锅前调入适量食盐即可。

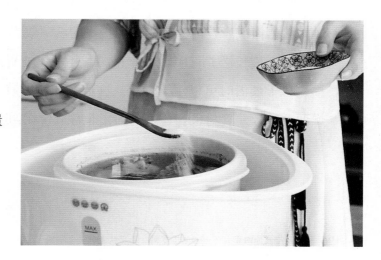

• 山药莲藕猪骨汤里的食材有何神奇？

说到补益脾胃，我们总是最先想到山药、薏苡仁、芡实、莲子肉等药食同源的食材。

其中，山药是我最常给大家介绍的食材，可以大大补益脾、肺、肾。对于脾胃虚弱、正气不足、不欲饮食的人来说，是最为适合的调补佳品。如果做食疗汤时，您能用到道地怀山药，效果会更好。

薏苡仁（阳虚体质的人可以选用炒过的薏米）有利水渗湿、健脾止泻的功效。

芡实归脾、肾经；莲子肉归脾、肾、心经。两者可补益脾气，健脾除湿，且莲子肉还有养心安神的功效。

这几样食材，再加上理气健脾、燥湿化痰的陈皮，补益脾气的大枣，可以帮您调补在夏季里虚弱受损的脾胃，祛除湿热的夏天留在您体内的湿邪，扶助正气，从而让您恢复正常的食欲。

方中的莲藕有利水除湿、清热解毒的功效。莲藕是蔬菜中的滋阴之品，在烹饪时要避免使用铁锅铁器。

猪肉有补肾滋阴、养血益气的功效。除了猪脊骨，您也可以尝试用猪瘦肉或者鸭肉，都能起到很好的滋阴效果。

石斛擅长滋养胃阴、生津止渴，还可以清胃热，在感觉津液亏损、口干烦渴时可以用于食疗。这道汤的配方兼祛湿补脾、滋阴润燥两项功效，食材也容易采购到，非常适合在初秋食用。

4 入秋了，被毒蚊子咬了怎么办？

立秋过后，不知道大家有没有注意，秋天的蚊子特别毒，经常咬人之后，会在我们的皮肤上留下一个痕迹——红肿，且很久都不消。

我发现，春夏的蚊子都没有这么毒，仿佛是蚊子把毒素积累了整整一个夏天，到秋天咬您一口来个狠的——让您忘不掉，什么时候看到伤疤都会咬牙切齿。

夏秋季节，很多人的腿上都是伤痕累累，有的女士的腿甚至影响了美观，这倒不是我特别留意人家的腿，而是我的职业习惯。比如，大家一起看电视，电视里的歌星张大嘴巴在唱歌，别人都在感慨歌星的歌声动人或容貌美丽，我却从人家张开的嘴里看到舌苔厚腻——痰湿太重了，此时我根本不知道人家在唱什么，脑袋里想的全是要怎么给他开方子。

• 被毒蚊子咬了，八味锡类散一涂就好

这是很多年以前一个同学给我提的难题，当时我在读硕士。有一次中午下课的时候，我和同学们一起从教学楼走出来，我当时可能讲得很兴奋，这时后面的几个女同学觉得我们走得慢，就超过了我们，同时一个女同学回头对我说："你那么厉害，问你个问题。"

我说："什么问题？说吧。"

这个女同学一边走一边说："秋天，身上被蚊子咬了，肿块一直不消怎么办？"

我当时哑口无言，这是什么问题啊？值得我们中医思考吗？这哪里是病啊？

接着，她一边走一边指着自己的腿，说已经肿了好多天了……

听她说完，我想起似乎我也有过类似的经历。但是，当时我没有什么好办法。

就这样，这个事情留在了我心里。

实际上，民间有很多被蚊子叮咬后的处理方法，比如，用牙膏、用碱水涂抹等。但是，对于秋天的蚊子叮咬，这些方法一般没有特别好的效果，有时伤痕甚至会留到冬天。

后来，有一个秋天，我自己被蚊子叮咬了，身上红肿一大块。我想，这不就是热毒吗，应该用解毒的药啊。

正好，我的身边有瓶"八味锡类散"，这是一种治疗咽喉肿痛、口腔溃疡的中成药。我就倒出了一点儿，用一滴水化开，涂抹在红肿周围，然后睡觉了。结果，第二天睡觉起来，身上被蚊子叮的红肿基本消失了，只剩下中间的一个小红点儿。

后来，这个方法屡试不爽，虽然这是个小窍门，但是确实能够让人少一点儿痛苦。

很多人会质疑："难道毒气真的需要出路吗？"

其实，大家试用一次八味锡类散就知道了。用后的第二天，中间的红点儿处会凸起，这是毒气外出的迹象。

这个方法就是中医外科里面的"围箍法"，一般我在处理皮肤上的红肿热痛等病证时，如果邪气不是太盛，基本都会用这个方法，让邪气自己出去。

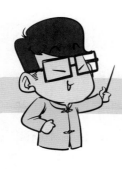

在涂抹八味锡类散时，不要将红肿处全部涂抹上。涂抹四周的红肿，把中间蚊子叮咬的那个点空出来。这是让毒气排出的地方，所谓给邪气出路是也。

按照民国名医祝味菊的说法，外邪只分为有机和无机两种：类似砒霜的化学物质不会自己增生，属于无机之邪；病毒细菌可以增生，是有机之邪。有机之邪是有生命的，我一直认为它们知道往哪里走，有威胁它生命的，它会向另外的方向躲避，这是最简单的单细胞生物都知道的。不知道我的想法是不是天真，但"围箍法"确实比直接将患处都涂满更有效果。

• 八味锡类散到底是什么神仙药?

八味锡类散是一个传统方子，有清热解毒，消肿止痛的作用。

其主要成分是西瓜霜、寒水石、人工牛黄、珍珠、青黛等药物。

一般人对西瓜霜会很熟悉，其实西瓜霜是西瓜与芒硝经加工而成的白色结晶粉末。

西瓜霜的具体做法为：

在农历八月前后，取新鲜西瓜，沿蒂头切一厚片作顶盖，挖去瓜瓤及种子；将芒硝填入瓜内，盖上顶盖；用竹签插牢，放入瓦盆内，盖好，置阴凉通风处；待析出白霜时，随时刷下，直至无白霜析出为度。

西瓜霜的功能与主治为：

清热解毒，消肿止痛。

用于咽喉肿痛，口舌生疮，牙龈肿痛或出血，乳蛾口疮，小儿鹅口疮及轻度烫火伤与创伤出血，急、慢性咽喉炎，扁桃体炎，口腔炎，口腔溃疡等。

方子里的其他几味药也都是清热的，所以这个方子以解毒清热为主。

• 口腔溃疡时，用八味锡类散效果尤其好

八味锡类散是一个中成药，在一般药店都有售卖。

我们在什么时候会用到它呢？

答案是，一旦您口腔溃疡了，在患处涂抹一点儿八味锡类散，会起到很好的效果——此药用于一般热证的效果尤其好。

通常，八味锡类散主要是外用的，对于咽喉口腔的红肿十分有效。过去在遇到热证引起的咽喉肿痛时，除了用内服的药，还会配上外用的药粉，很多人都喜欢用此药来配合使用。

5 秋天，人最容易患上呼吸道感染

•秋天，为什么我们的鼻孔、嗓子、皮肤会感觉干燥？

很多人不明白，为什么一到了秋天，天气就变得很干燥呢？

您可以自己体会一下，夏天的天气正热，我们身体的孔窍开泄，汗液蒸发。结果到了秋天，凉风立刻袭来，虽然初秋的太阳也很热，但只要到了树荫里，立刻会感到凉爽。

凉风袭来后，身体立刻会有所感知，于是体内的津液会往里面走，就不往外发泄了。可是，如果收敛得太厉害，则身体体表会感觉干燥，具体的感觉是鼻孔干燥、嗓子干燥、皮肤干燥等。

为什么会出现这些症状呢？

津液是身体防御体系的一部分，比如，我们鼻腔里的黏膜有黏附各种外来微生物的作用。**黏膜的湿润，就是津液在起作用，如果津液不足，黏膜变得干燥，外邪很容易长驱直入。**

•分清自己是被凉燥或温燥所伤，才能有效保养自己

过去一提到燥邪，很多人想到的就是用生地、沙参、麦冬、石斛等药滋补津液。但他们不知道的是，对凉燥不能这样调理。凉燥是因为受凉引起的，根本原因不是津液不足，而是津液无法输送到全身，所以要用温热之药，用辛通之品，把津液生发出来，让它正常地流通到全身才可以。

去年秋天，有一位朋友说，他感觉自己鼻腔干燥，里面像没有任何阻拦一样，风吹进来能长驱直入，还有微微咳嗽的症状，似乎要开始感冒了。他问我怎么办？

一般遇到这种情况，大家想到的是用滋补津液的药物。但我觉得天气开始凉了，他应该是被初秋的凉燥所伤，于是我让他用苏叶熬水泡脚，同时再喝一点儿姜汤。结果，当天晚上他就告诉我，鼻腔干燥的状态解除了。

但是，当我们适应了初秋的凉燥后，接着就会出现温燥。秋天的湿气收敛了，空气穿透性比较强，很容易出现秋高气爽、万里无云的情况。

如果久晴无雨，秋阳以曝，燥与热合，则发为温燥。而温燥则会蒸发我们体内的津液，导致津液不足。

燥邪有两个特性：一个是易伤津液；另一个是容易伤肺。

因此，秋天的温燥，往往会引起肺经的病变，导致如感冒、咳嗽、干咳少痰、痰中带血，甚至喘息胸痛等热证。因为肺与大肠相表里，所以还会引起大便干涩不畅等问题。最多出现的病证，用现代医学的分类来说，是上呼吸道感染，一旦严重可能会导致肺炎。

对于上呼吸道感染的调理，则需要使用温病的理论，用清热透热的方法。但此时必须配合滋补津液之品，如生地、玄参、石斛、沙参等，用上这些药味以后，津液得以补充，身体才能尽快恢复。

这个时期，您也可以用食疗的方法调理自己，食疗要以"滋阴润肺"为基本原则，可多食芝麻、核桃、糯米、蜂蜜、雪梨、甘蔗等食物。采用"食粥法"以益胃生津，如百合莲子粥、银耳冰糖糯米粥、黑芝麻粥等。

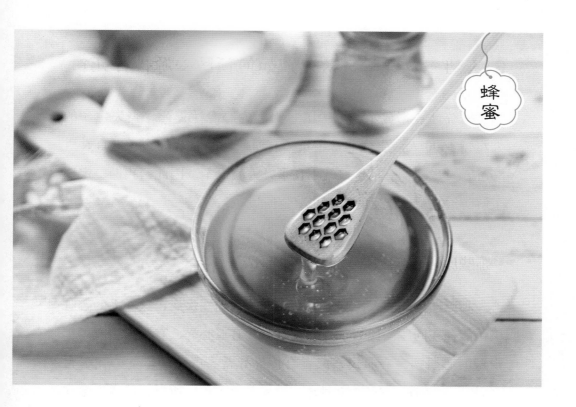

蜂蜜

等到了深秋，天气会更凉，此时凉燥会再次出现，此时的燥和寒邪结合得紧密。寒邪的致病特点是收引（指筋脉挛急，关节屈伸不利），其收敛作用使得腠理闭塞，汗液无法外达滋润体表皮肤，故见无汗而干燥的表现。

如《婺源余先生医案·吐血》中所说：

人但知冬令水冰属寒，不知实由燥气酿成，但此燥未化热尔。

这时，如果出现了此类问题，需要先从解除寒邪下手，用温热辛散之药，使得身体气血流通外达，这样凉燥的状态就会得以解除。这个时候的凉燥和初秋时候的凉燥大致相同，只是在用药方面分量会稍微重一点儿。

6 人活一口气——秋天，如何预防心源性猝死？

据统计数据显示，全中国每天因为心源性猝死，丧失生命的人将近 1500 人。生命非常宝贵，有时候瞬间就会失去。老百姓讲"人活一口气"，一旦这口气不在了，人就没了。因此，我们一定要了解防治心源性猝死的知识并学会预防。

● 哪些原因可能会导致心源性猝死？

心源性猝死的人，基本都有心脏的基础性疾病，这类人的心脏很可能存在问题。比如，有的人原来就有冠心病，有肥厚型或者扩张型的心肌病、心肌炎，或者有传导异常、严重的室性心律失常（包括室性早搏、室性心动过速、心室颤动）等。所以，这类人会在某些条件的诱发下突然导致心源性猝死。

美国专家曾经讨论跑步是否会导致猝死，因为每年在跑步过程中猝死之人的数量很大。跑步到底会不会导致猝死呢？

最后调查结果显示，其中一个导致猝死的因素是这些人的心脏本来就有点儿问题。所以，西医认为如果心脏检查出有问题的人，要及时治疗。

从中医的角度来看，无论身体哪个脏器出现问题，都要考虑气血阴阳、瘀血、痰湿等因素。为什么这些因素会导致心脏出现问题呢？我们逐一进行分析。

1）心脏气血亏损——心气虚与心血虚

中医会先看一个人的心气足不足，如果心气虚会导致后面一系列不好的结果——心气虚很可能是一个基础。

除了心气，心血也很重要，因为心主血脉。血虚之人，心脏往往会出现各种问题，这是比较多见的。很多人体内有瘀血并且血虚，此时给他单纯地活血化瘀不起作用。一旦心血亏，心脏无法得到血液的滋养就容易出现问题。

因此，血虚且心脏有问题的人，一定要先养血——滋养心血。

我觉得这时候用玉灵膏是特别好的，龙眼可以养心安神，您把心血补足了，心脏得到滋养了才能健康。

2）心律失常——心阴虚

大部分心阴亏的人，不单单是心阴亏，他的五脏六腑都是阴虚的，尤其肾阴不足会很明显。

阴虚之人体内会有热，热会把体内的津液慢慢耗干，叫"灼津为痰"，从而凝结成痰。痰热上犯于心，心脉就容易被堵塞，从而出现心脏的问题。而且阴虚之人，心脏跳动的频率往往非常快，从而导致心律失常。

在治疗心律失常时，炙甘草汤是一个很好的方子。炙甘草汤里最重要的药是生地，生地有滋阴的功效，可以调理心律失常、早搏（期前收缩）等现象；同时，方中的人参用于补气——气阴双补。古人的方子往往考虑得非常周到，心脏的气血阴阳都会考虑到。

3）心脏的阳气不足——心阳虚

心阳是最重要的。心属火，它的秉性像火一样。如果阳虚，它的火就弱了，心为君主之官，是一身的君主，它的火一弱，身体就会出现问题。因此，心脏最怕阳虚，这个因素也最易致命。

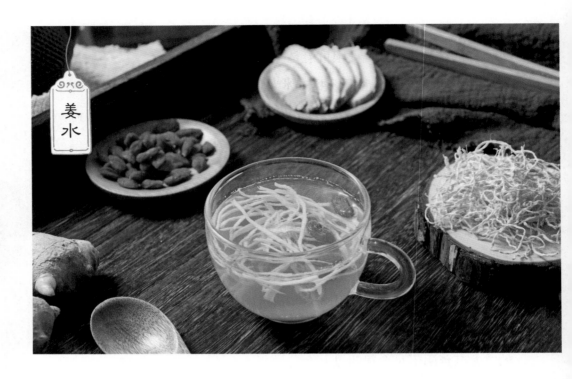

姜水

我曾经讲过，清朝著名的中医大师王孟英，在年轻做学徒时，第一个治的患者是他的老板周光远。当时，周光远突然心脏病发作倒在了地上，大家被突如其来的情况吓傻了，不知道该怎么治了。王孟英用身上带的一块干姜，把周光远给治好了。他当时的判断就是其心阳亏虚，导致心脏出了问题，所以他将身上带的干姜赶快捣碎，然后熬水给周光远灌了下去，把周光远治好了。

阳虚之人的身体会出现各种疾病，但是心阳不足是最致命的，特别可怕。您会发现一到入秋或冬天的时候，因为心脏出现问题而去世的人非常多。一旦季节变化，天气冷了，心阳不足之人就容易受到寒邪的侵袭，导致心脏出现问题。我在前面提到的足球俱乐部的前总经理和我的远房亲属，也都是在换季的时候出现的问题。

有人说，我怎么没感觉到有什么明显的不适呢，而且我穿得也够厚啊？

其实，当温度下降时，您可能没注意到这种变化，但身体会感应到——身体跟大自然是紧密相连的。阳气不足的人，这时候会开始发病。尤其生活在北方的阳虚之人，脏器会马上开始出现问题。

大家一定要注意观察天气变化，这种时候，年轻人未必有事，但是家里的老人会特别明显地感应到气候变寒冷了，从而出现问题——好多老人都会出现胃疼、腹泻、突然嗜睡、身体没劲儿的情况，还有一些人会感觉心脏开始疼了……这都是心阳不足且外界开始降温的缘故，所以平时注意温阳是非常关键的。

中医有很多温阳的方法，如艾灸。您可以经常给老人讲讲艾灸的知识，在家里做做艾灸，让老人的阳气旺盛一点儿。

此外，让老人经常用艾叶、干姜或者用十几粒花椒熬水泡脚，也是非常好的。

需要注意的是，在泡脚前一定要分清体质，确认是阳虚体质才可以，如果是阴虚之人也每天温阳，会适得其反。阳虚之人的舌头

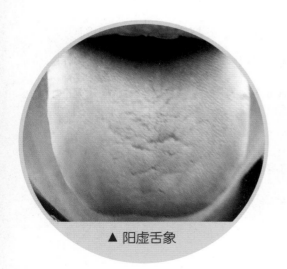

▲ 阳虚舌象

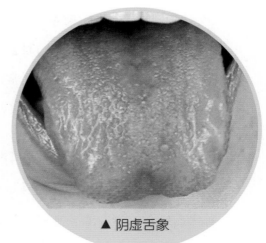

▲ 阴虚舌象

颜色淡，平时就怕冷，这样的人泡脚或喝点儿干姜茶，会觉得身体温暖。

不同的方法针对不同的体质，您给阳虚体质的人慢慢温阳，就不至于让寒邪侵袭到脾胃和心脏。各位不要小瞧了这些简单的方法，这些方法可以保护我们和家人的身体，否则当您受到寒邪侵袭的时候，会后悔莫及。

4）心脏瘀血

瘀血是心脏出现问题的重要原因之一。瘀血很可能是在前面这些因素的基础上导致的，比如，阳虚导致瘀血，气虚导致瘀血，阴虚导致瘀血，血亏导致瘀血，等等。

虽然很多人最终表现的结果是心脏有瘀血出现，但是您在调理的时候，要找到致病因素和瘀血一起调理。当您把瘀血化掉，心脏就会保持健康，否则很可能会引发心脑血管疾病。如果一个人（尤其是老年人）能够长期坚持活血化瘀，这个人的身体应该是相对健康的。

据调查，江苏如皋 66% 的百岁老人每天都喝一点儿酒，因为酒可以帮助人活血化瘀。同时，我认为上了年纪的人应该坚持服用三七粉、西洋参粉，只要您经常活血化瘀，就不至于遭受猝然的生命危机。

★ 老年人应该饮用什么酒才对身体好？

中医认为，酒具有活血通络的作用。在中医刚刚诞生的时候，酒就已经介入了，甚至可以这样说，酒在中医的形成过程中起过很

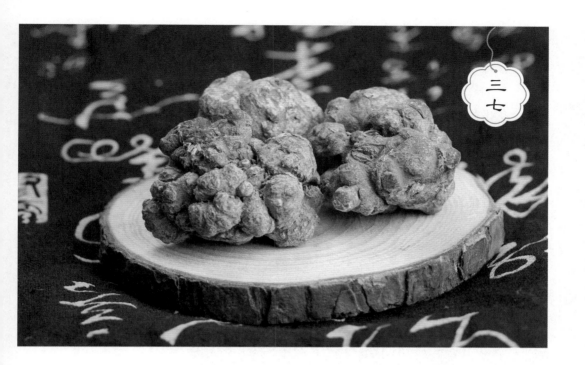

三七

重要的作用。

在1973年马王堆汉墓出土的竹简《十问》中记载道："酒者，五谷之精气也，其入中散流，其入理也彻而周……故以为百药由。"意思是酒可以通行全身，作为行药的媒介，所以古人又有"酒为百药之长"的说法。

而明代的李时珍在《本草纲目》中提到，酒能"行药势，通血脉，润皮肤，散湿气，除风下气"。可以说，酒是中医最早用来调理身体的药食同源的药物之一。

我认为，老人真的应该有点儿喝酒的习惯。

我发现现在的老人，大概分为两种，一种是酗酒，有的老人每天早中晚三顿喝酒，每次必须一茶缸白酒，往往最终因肝病而拖累健康；而另外一种老人滴酒不沾，完全与酒绝缘。

我就想，为何我们就不能取中庸之道呢？我希望，老人们只要身体能够承受，不会喝一口就满脸通红，就可以尝试每天喝一点儿酒，这对健康是有好处的。

随着人体的衰老，体内的瘀血会越来越多，这是自然规律。衰老与瘀血的关系，是医学研究的前沿课题。

那么，老人到底喝什么酒才好呢？

在酒的种类里面，我觉得米酒、黄酒都是很好的，因为度数低，刺激性小，而且营养丰富。所以每天喝大半口杯，是比较合适

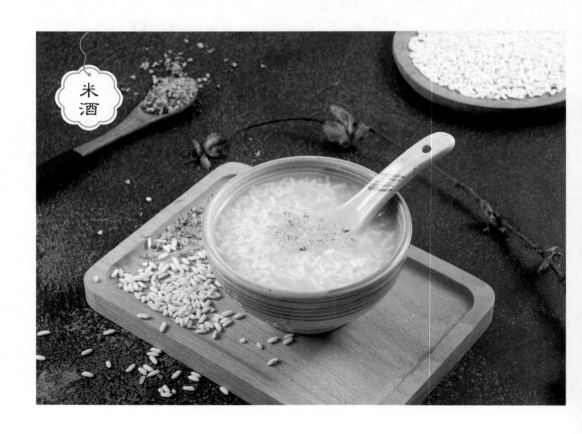

米酒

的量（具体还是根据个人情况调整）。

在白酒里面，我建议选择低度酒。一般嗜酒之人喜欢高度酒，但是用来保健的度数在30多度则最为合适。但是，白酒的量比米酒、黄酒就要少一些，我觉得三分之一或者四分之一口杯比较合适。

而葡萄酒因为药性稍微有点儿凉，比较适合体质比较热的人喝，体质阳虚之人，尽量不要喝葡萄酒。

啤酒因为是麦芽发酵而成，对脾胃很有好处，可以少量饮用，比如，老两口合起来喝一听，这样既养胃，又不至于喝多了变胖。

我最推崇的是喝中药药酒。如果找到适合自己的方子，可以自己泡酒，这样的酒喝起来可以起到很好的滋补作用。但是在选择药的时候，一定要平和，不要大补，单纯补阳的或者通络的药都不适合，应该用一些平和的药物，才适合日常饮用。

我觉得一些老字号都有自己的药酒品种，信誉可靠，大家可以根据自己的情况选择。

总之，我觉得酒是好东西，可以通畅气血，但是酒绝对不是用来豪饮的，而是让我们每天喝一点点，用来活血化瘀的。恰当利用，酒就是让人们长寿的一个有力工具！

愿天下老人，可以以酒怡情，以酒养生！

5）情绪失调（肝气不舒）

情绪的因素非常关键。在心源性猝死的人里，情绪失调（肝气不舒）的人占了非常大的比例。**肝气不舒，会导致全身气机紊乱。**

我无法形容情绪对人的心脏到底会造成多大影响，只能说现在一般人所理解的情绪对身体，尤其对心脏影响的认识，就如同冰山一角。

实际上，我们观察就会发现，非常多心脏出现问题导致猝死的人都有生活压力，长期处于一种抑郁、不开心、忧愁的状态，最终伤了心神。

心神被伤以后，就不再只是肝气不舒的原因了。这种人的心脏迟早有一天会出现气血阴阳虚损、瘀血等问题。所以，在平时要保持情绪乐观，尽量忘掉那些忧愁的事——这是需要我们调整的。

6）饮食不当

现在，饮食不当的人有很多。有时候我们突然吃了一次饱食，就会导致心脏出现问题——这个因素往往和其他因素结合在一起。

比如，老人吃了一顿特别饱的饭，正好赶上这两天降温，晚上又生了气，从而导致心源性猝死，人就去世了。

因此，饮食要保持节制，尽量控制在正常范围内，否则会出现问题。

从中医的角度讲，大部分心源性猝死的人，身体都会出现以上这些问题。

我觉得大家一定要了解寒邪对心脏的伤害，尤其对心阳不足之人的伤害。天气变化，对心脏正常的人来说，没什么大问题；但是对阳虚之人（中老年人阳虚的很多）来说是非常大的伤害与隐患。

当天气变冷时，大家一定要关注老人的健康，要注意老人是否有阳虚的情况。同时，再用各种温阳的方法为其做一些防护。

7 皮肤瘙痒，可常喝沙参玉竹煲瘦肉汤

在北方，每到秋末时节，不仅气温下降，空气也变得非常干燥，很多人都被一个不大不小的问题困扰着——皮肤干痒。

秋末到了之后，人体的气机开始沉降，阳气向内收敛，给皮肤干痒打下了基础条件。一般人很容易就能适应这样的自然变化，不会有太明显的反应，但体质有偏颇的人就会出现明显的皮肤干燥、瘙痒等症状。

针对由阴虚、津液亏损导致的皮肤干痒，我为大家推荐一道沙参玉竹煲瘦肉汤。

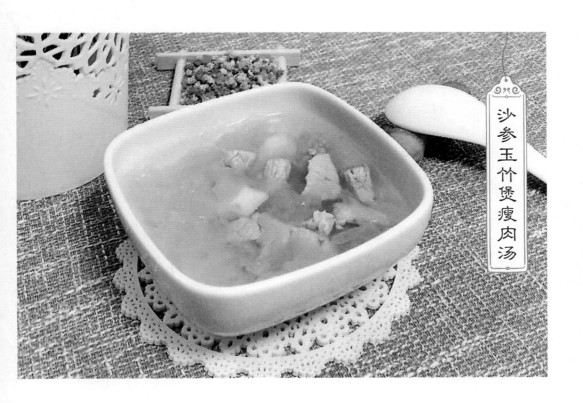

沙参玉竹煲瘦肉汤

沙参玉竹煲瘦肉汤

配方：

沙参3克、玉竹3克、麦冬3克、枸杞子3克、银耳小半朵、山药两小
段、猪瘦肉200克。

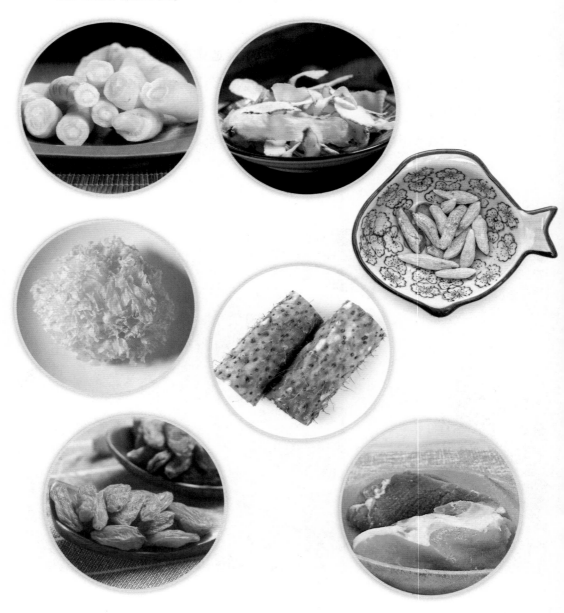

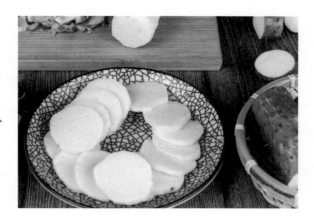

做法:

1. 将山药洗干净，去皮、
   切片。

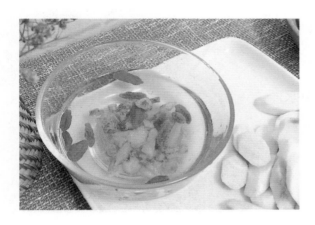

2. 把几种药材清洗干净，
   浸泡一小会儿。

3. 将瘦肉洗干净，切片。

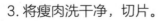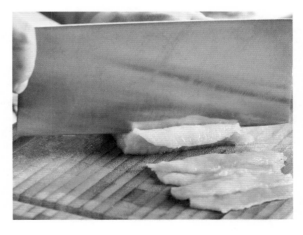

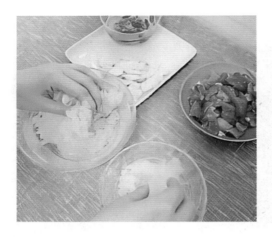

4. 银耳用清水泡发后洗干净，去根，撕成小朵。

5. 烧开水，猪肉下锅焯水，撇掉浮沫，焯好捞出放凉。

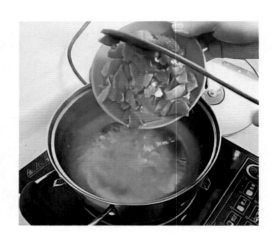

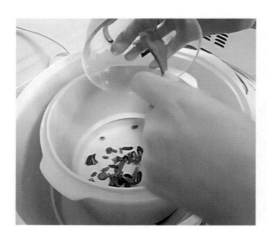

6. 把泡好的药材倒进锅里，放上格挡。

7. 放入猪肉、银耳、山药后，给锅中添入足量水。

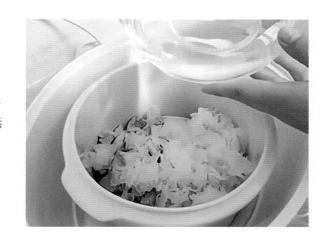

8. 选择快炖模式，水开后煲 1.5 小时就可以。也可以用砂锅煲，大火烧开后转小火慢炖 1.5 小时即可。

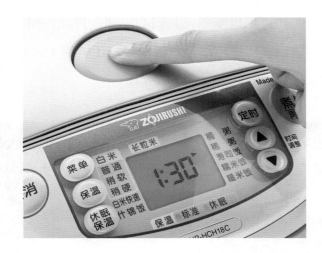

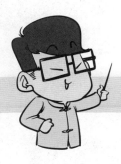

罗博士叮嘱

❶ 由阳虚体质导致的皮肤干燥之人不适宜用此方。

❷ 脾胃虚寒的人要少食或慎食。

• 沙参玉竹煲瘦肉汤里的食材有何神奇?

这道汤里用了沙参和玉竹这两味滋阴的药材。

通常,滋阴时我们会选用北沙参,其性微寒,归肺、胃经,可以补肺阴、清肺热,同时可以滋养胃阴、清胃热,能治疗肺热燥咳,热病伤津,咽干口渴。

玉竹性微寒,其归肺、胃经,养阴润燥,生津止渴,功效与沙参相同。

再配以麦冬,其归心、肺、胃经,同样养阴润肺,益胃生津,能治疗阴虚内热,肠燥便秘,还增加了清心除烦的功效,对心阴虚导致的心烦失眠有调理作用。

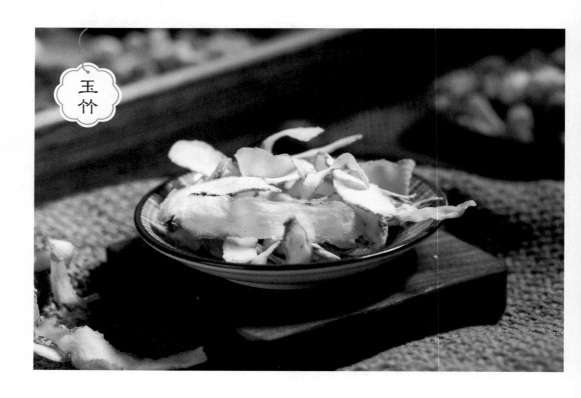

玉竹

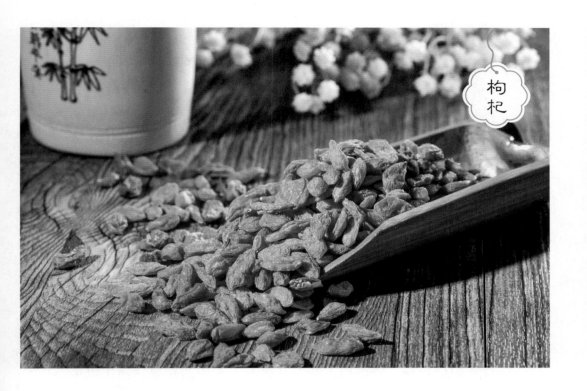

枸杞

沙参、麦冬、玉竹常相须为用，滋阴清热的效果更加。

方中的山药，用的是普通鲜山药，如果用正宗的怀山药是最好的。如果您有干怀山药片，用到 9 克即可。中医讲"肺主皮毛"，怀山药性平，归脾、肺、肾经，能补肺气、滋肺阴、治疗肺虚，从而滋养皮肤。

除此之外，再准备一些可以滋补肝肾阴虚的枸杞子、润肺养胃生津的银耳、滋阴润燥的猪瘦肉即可。

需要注意的是，除了认真调理体质，在干燥的季节里，大家洗澡的次数不应该太频繁，否则会使肌肤水分加速流失，浴后最好涂抹一些可以滋润保湿的身体乳。内外兼养的方法，一定能帮您摆脱皮肤瘙痒的尴尬。

8 重阳节宜吃重阳糕，补气健脾、宁心安神

"独在异乡为异客，每逢佳节倍思亲。遥知兄弟登高处，遍插茱萸少一人。"这是诗人王维在九九重阳节写下的诗，除了思念亲人，诗中也展现了重阳节的传统习俗，比如，登高望远、佩戴茱萸。

在农历九月初九的前后，是河山秋色最为壮美的时候，最适合大家登山赏景，去大自然中呼吸清冽而无比纯净的空气。

另外，重阳佳节之际，有什么食方应时应景呢？

一般来说，我们的传统糕点大多是黏食，热量较高，容易果腹。因此，我们对重阳糕传统的做法进行了改造，增加了一些药食同源的食材，既保留美味，又提升了养生的功效，做法也很简单。

• 如何自制全家老小都能吃的美味重阳糕？

糕点的主体，选择用粳米和糯米两掺，糯米较粳米难消化，所以我们多使用粳米，但为了糕点更容易成形，要用一些糯米来增加黏稠度。

粳米是大米的一种，比如，东北大米、江苏圆米、珍珠米都属于粳米。粳米和糯米的具体数量，您可以按照食用的人数衡量，这二者的比例为2:1。如果您的脾胃比较强健，消化能力较好，也可以将比例调为1:1。

方子中的莲子肉，在药店买去芯的莲子即可；实在买不到椰

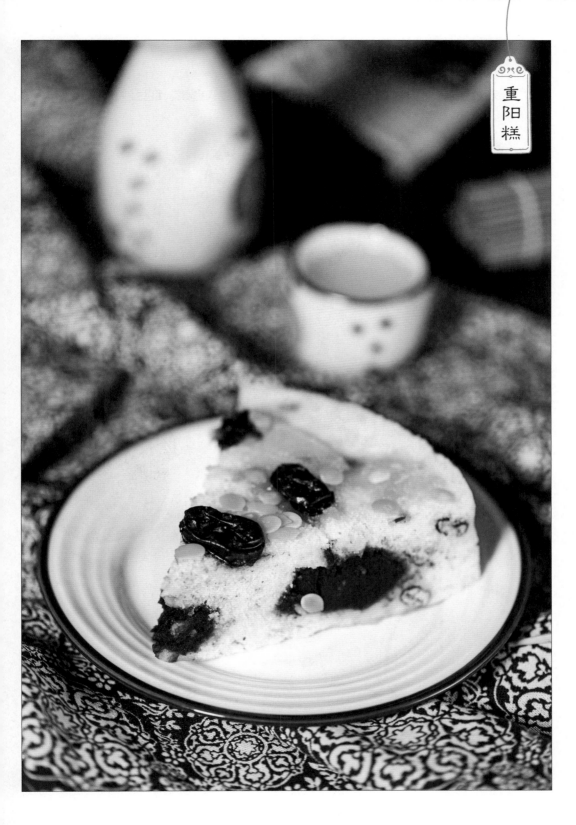

重阳糕

重阳糕

配方：粳米、糯米、核桃、莲子、葡萄干、大枣、椰浆、红豆沙、蜂蜜。

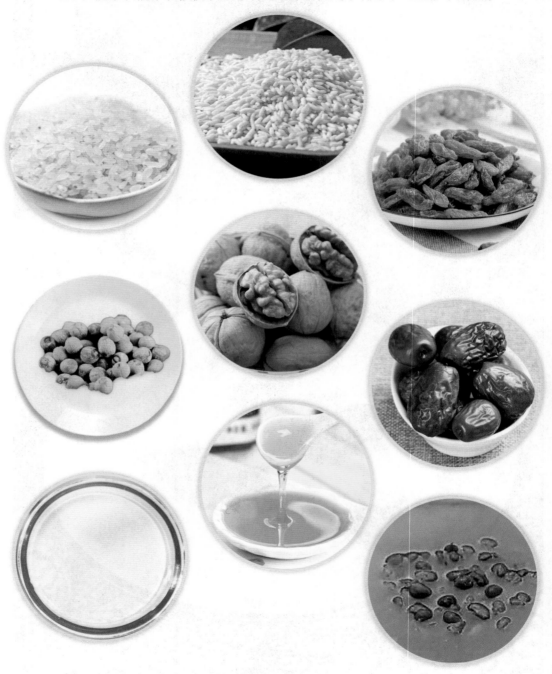

做法：

1. 把粳米和糯米淘洗干净，糯米提前浸泡一夜。

2. 把两种米放进电饭煲里，加食指一指节高的椰浆，开启煮饭模式。

3. 把核桃仁剥好，大枣、葡萄干、莲子洗净后浸泡。

4. 饭煮好后，将其搅和搅和盛出来。

5. 把核桃仁和浸泡好的莲子倒进锅里，大火烧开，直到将其煮烂，约
   20 分钟。

6. 煮好后，用擀面杖把核桃、莲子擀碎。

7. 将碎核桃、碎莲子，以及泡好的葡萄干倒进米饭里搅拌均匀。

8. 搅拌好后，戴上一次性手套，把米饭搓成任意的形状，然后铺上一层
   红豆沙，再在红豆沙上铺上一层米糕。

9. 把泡好的大枣剪开，点缀在捏好的米糕上。

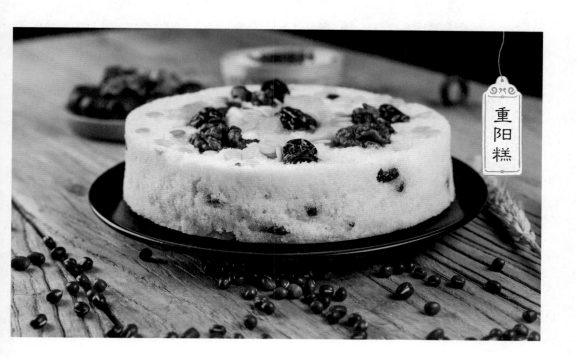

重阳糕

浆，也可以用椰奶来代替，或者换成杏仁露也是不错的选择；红豆沙是已经做熟了的，可以即食。

需要注意的是，如果家里有小孩子，要把大枣的核去掉。

如果您觉得甜度稍低，也可以淋上一点儿蜂蜜再吃。

• 重阳糕里的食材究竟有何神奇？

这道重阳糕，我们借鉴了核桃莲肉糕的做法，选取了核桃仁和莲子肉作为糕点的馅料。

其中，核桃仁为药食同源的补虚药，性温味甘，归肾、肺、大

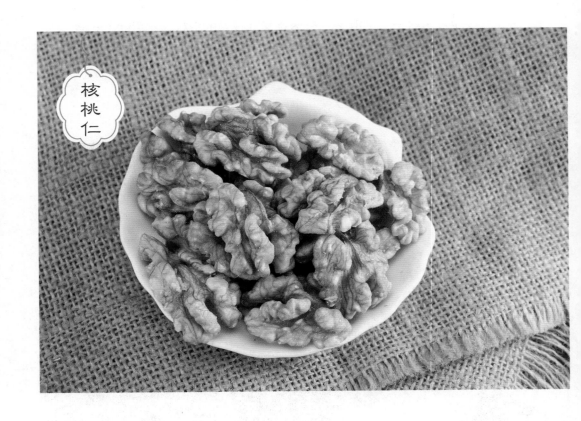

核桃仁

肠经，功效是补肾、温肺、润肠，可以调理肾阳不足、腰膝酸软、虚寒咳喘，还能润肠通便，治疗肠燥便秘。

去芯的莲子肉性平，味甘、涩，归脾、肾、心经，能补益脾气，治疗脾虚久泻，食欲不振，兼能交通心肾而宁心安神，对心肾不交导致的心悸失眠、虚烦有很好的调理作用。

除了这两味药食同源的食材，糕点的主体选用粳米。

传统的重阳糕主要使用糯米来做，但糯米质黏腻，对小孩子、老人和脾胃虚弱、消化能力差的人来说，不是十分适合，尤其是糯米做成糕饼后更难消化。因此，我们此次做的重阳糕，主要选择用粳米，少掺了一些糯米以助糕点成形即可。

粳米性平，味甘，归脾、胃、肺经，可用于治疗脾胃气虚、食少纳呆、倦怠乏力、心烦口渴、泻下痢疾等。

大米是生活中最常见的药食同源的食物，用它来治病的历史十分悠久，比如，医圣张仲景会让患者在服用桂枝汤后饮下一碗米汤作为药引，以助药力；民国名医张锡纯的生石膏粳米汤里对大米的运用亦是同样的道理。

十二、秋天，千万不要让自己的容貌扭曲——面瘫

1 天气渐凉，不幸得面瘫（小中风）的人越来越多

现在，随着天气渐冷，得面瘫的人开始多起来。有的人睡了一夜觉，早晨起来，发现一半脸不会动了。那么，这个病到底是怎么回事呢？

面瘫，又叫面神经炎，俗称面神经麻痹（即面神经瘫痪）或"歪嘴巴""吊线风"，是以面部表情肌群运动功能障碍为主要特征的一种疾病。

其实在各个季节都有得面瘫的人，通常我们听说的发病原因，往往是晚上睡觉没有关好窗户，或者被空调吹到了所引起的。它是一种常见病、多发病，不受年龄限制。

这里说的面瘫，叫周围性面瘫，指发病在面部，中医管这叫"中经络"，也叫口眼喎（wāi）斜。一般症状是口眼歪斜，患者患侧的脸部下垂，嘴向另一侧歪，同时连最基本的抬眉、闭眼、鼓嘴

等动作都无法完成。

另外一种是中枢性面瘫，是大脑问题引起的，比如，脑中风、颅内肿瘤等，中医管这叫"中脏腑"，更加严重。

在过去，大家管这两种情况都叫中风。其实，这两者是有区别的，有的地区的人管周围性面瘫叫"小中风"，我觉得挺形象的。

• 您为什么会面瘫？

那么，面瘫是怎么引起的呢？

1）面瘫的第一个原因：正气不足

正气不足是根本性问题。曾经有的中医聊天时说："为什么我见到的面瘫患者，多数是脾胃有问题的人呢？这些人的大便总是不成形？"

其实，这就是正气不足的表现，这是得病的深层原因。一个正气充足的人，外邪轻易不会捣乱。

2）面瘫的第二个原因：面部受寒

在这一点上，中医和西医空前一致。其实，西医很少承认有什么病是受寒导致的。但是，遇到了面瘫的问题，西医也会告诉您，要尽量躲避寒风，他们也认为面瘫的致病因素之一就是寒冷的空气，导致面神经痉挛，出现了水肿和坏死。

中医认为被风寒伤到是得面瘫的重要原因。尤其在秋天，您去了医院会发现，多数面瘫患者是因为夜里睡觉没有关窗户，被寒风吹到，或是开着空调睡觉所致。

3）面瘫的第三个原因：肝火旺

肝火旺是一个重要原因，首先是情绪不佳，肝气不舒，从而导致肝火旺。内火加外寒，则会导致病情比较复杂。

我曾经见过一个女孩，和男友分手了，但是男友仍然每日纠缠，女孩长期经受精神折磨，肝气不舒。结果一日起床，突然面瘫，这就是内因在起作用。通常这种情况，患者多有近日突然容易发火，脾气暴躁的前兆。

4）面瘫的第四个原因：病毒感染

在中医里，病毒感染属于外邪潜伏，叫伏邪。论性质，当属于热毒。

西医认为，病毒感染是有疱疹病毒等潜藏于人体，免疫力下降导致发病，从而引起面神经炎，出现面瘫。这个病因和中医的病因互为因果，互为条件。

受寒或上火时，病毒会发作。这样的患者，会在发病前耳朵前或耳朵后疼痛，甚至这种疼痛贯穿于整个患病过程中。

病毒感染导致的面瘫患者非常之多，是值得重视的。

5）面瘫的第五个原因：牙科手术导致

通常，牙医是不会承认面瘫和手术有关系的，但确实很多面瘫之人是在拔牙等牙科手术后发病的。

五官的孔窍是相通的，神经走行往往相邻，所以感染也会互相影响。这种情况多属于细菌感染。

6）面瘫的第六个原因：其他细菌感染

其他细菌感染包括一些耳源性疾病，比如，中耳炎会导致面瘫。其他五官细菌感染也会成为病因，但是耳朵感染的原因导致面瘫的情况最多。

7）面瘫的第七个原因：其他原因

其他原因包括代谢障碍、糖尿病，有的是中毒，有的是血管机能不全，等等。但是这些类型比较少，可以忽略。

• 患面瘫的人都有哪些表现？

面瘫最主要的表现是，患病一侧的面部表情肌瘫痪。抬起眉头时，患侧的前额皱纹消失，眼裂扩大，鼻唇沟平坦，口角下垂。在微笑或露齿动作时，口角下坠及面部歪斜更为明显。

患病的一侧不能做皱额、蹙眉、闭目、鼓气和噘嘴等动作。鼓腮和吹口哨时，因患侧口唇不能闭合而漏气。进食时，食物残渣常滞留于病侧的齿颊间隙内，并常有口水自该侧淌下。由于泪点随下睑外翻，使泪液不能按正常引流而外溢。

绝大多数人的面瘫在一侧，而且右侧多见。部分患者可能会出现舌前 2/3 味觉减退的情况，也有患者有听觉过敏（对声音刺激敏感、杂音大、刺耳）的现象。

• 患了面瘫，到底该怎么治疗？

在刚患上面瘫一周左右的时间里，属于急性期。在此期间，病情发展迅速，及时处理则事半功倍，否则后面的调理会比较麻烦。

1）由受寒导致的面瘫，用葛根汤来调理

人最初受寒的时候一定要警醒，这属于第一阶段，如果处理及时，很快可以解决问题。

此时最佳的方剂，应该是经方——葛根汤。

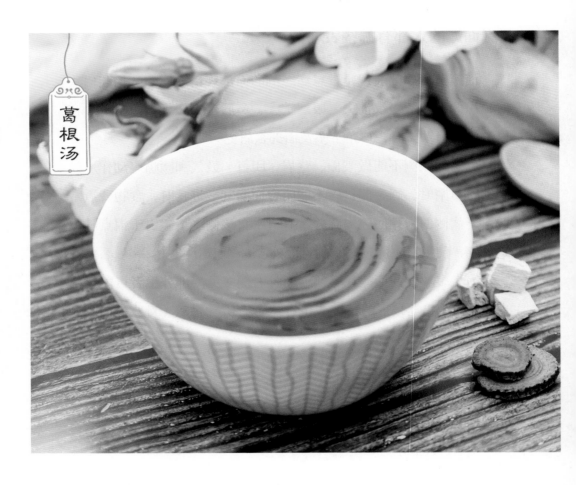

葛根汤

配方：葛根 12 克、麻黄 6 克、桂枝 6 克、生姜 9 克、炙甘草 6 克、芍药 6 克、大枣 12 枚（掰开）。

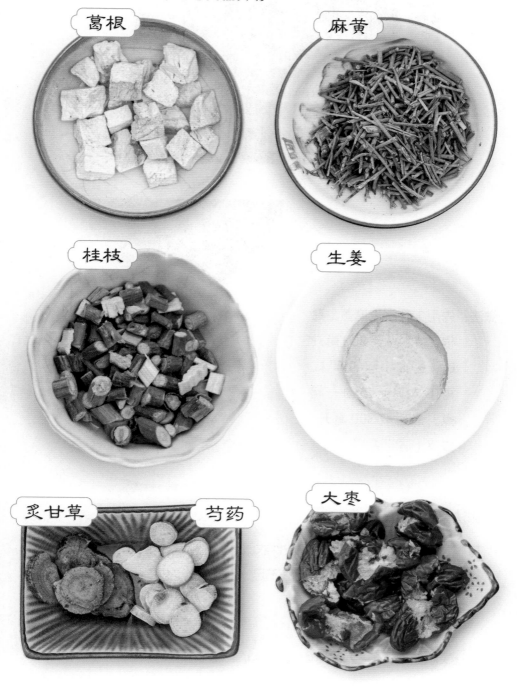

葛根

麻黄

桂枝

生姜

炙甘草　　芍药

大枣

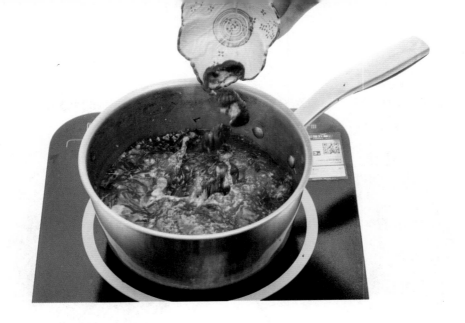

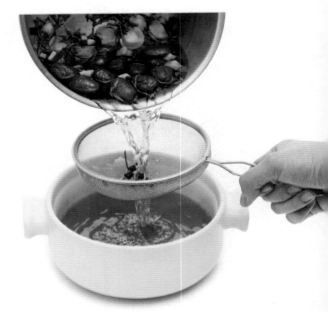

做法：先用 1 升水煮麻黄、葛
根，待水煮至 800 毫升
时，去掉水面的浮沫，
再下入其余药物一起
煮。最后取 300 毫升，
去滓（谓药渣）即可。

用法：每次温服 150 毫升。

叮嘱：服药以后注意保暖，多披件衣服，取微似汗（全身微微有汗）。特
别要注意的是，对于正气不足、动辄汗出之人，服用时要去掉麻
黄这味药。

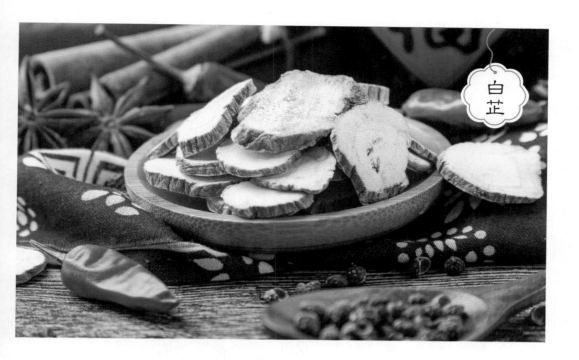

白芷

　　记得当年有一位青岛兄弟，冬天的时候去了海港工作。回来后，他感觉面部一侧发木，于是立刻给我打电话，我给他开了葛根汤，他去药房抓药，当时药房的老中医看了，说"这是经方啊"。

　　我的这位朋友喝完药后，很快就解除了症状，病情没有继续发展，这就是他抓住了受寒的第一时间，及时调理的结果，所以效果很好。

　　在这个阶段，有些中医的散寒通络的方子也可以服用。临床上常用一些"风药"，比如，羌活、防风、白芷、麻黄等药，调理由受寒导致的面瘫都是可以的。

2）内热导致的面瘫，可服用清热散外寒的方子

　　得这类面瘫的人，一般是其体内有郁热，同时感受外寒，导致了外寒里热。

此时的药物，要用有散外寒功效的，同时也要有清里热的功效。

我举几个有此配伍的中医经验方，给大家讲解一下。

①周围性面瘫，可服用菊青葛根汤

河北的老中医张秋才先生，他的菊青葛根汤方子是这样的。

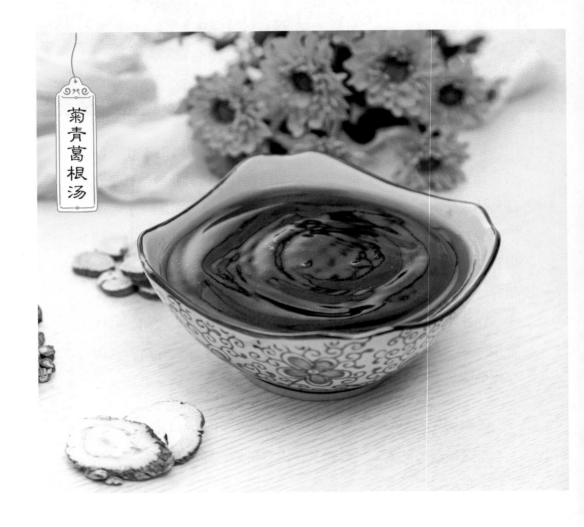

菊青葛根汤

菊青葛根汤

配方：菊花 15 克、葛根 15 克、大青叶 30 克、防风 10 克、白芷 10 克、蝉蜕 10 克、僵蚕 10 克、川芎 10 克、甘草 6 克。

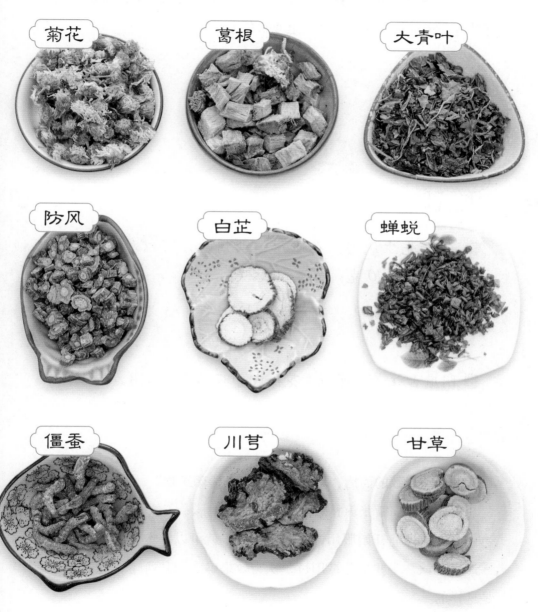

菊花　葛根　大青叶　防风　白芷　蝉蜕　僵蚕　川芎　甘草

用法：将上述药材兑入 5 杯水，大火开锅后，小火熬至 2 杯即可。

这是张先生的经验方。他认为任何季节患面瘫，只要是周围性面瘫，可以不配合其他疗法，用此方即可。

在这个方子里，防风、白芷、蝉蜕、僵蚕散寒通络；菊花、大青叶等药清里热。这是一个表里双解的方子。

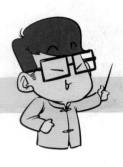

罗博士叮嘱

❶ 张老先生认为，在服用一两周后，可以加黄芪 15 克、当归 10 克，补养气血。

❷ 耳后疼痛的人，可以加柴胡 10 克、黄芩 10 克，疏解少阳。

❸ 阴虚舌红者，可加天花粉或者石斛等，养阴。

②内热导致的面瘫，可使用"面瘫一诊牵正饮"

再比如，安徽张琼林老先生的"面瘫一诊牵正饮"。

此方从患病开始服用，一般一诊 7 服就可以基本恢复，所以叫一诊牵正饮。一些中医试用过，认为效果确实如其所述。这个方子是这样的。

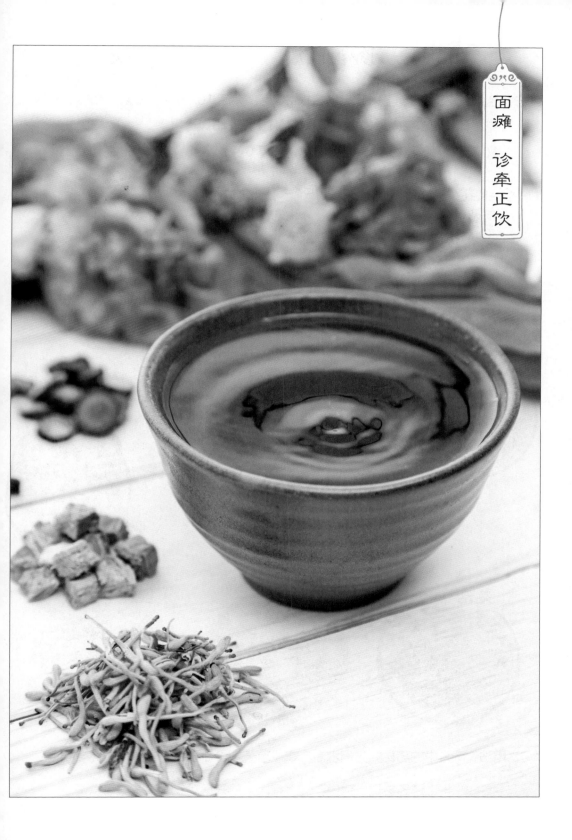

面瘫一诊牵正饮

面瘫一诊牵正饮

配方：金银花 25 克、连翘 15 克、葛根 20 克、羌活 10 克、僵蚕 20 克、蝉蜕 15 克、赤芍 15 克、防风 10 克、野菊花 15 克、桂枝 6 克、甘草 6 克。

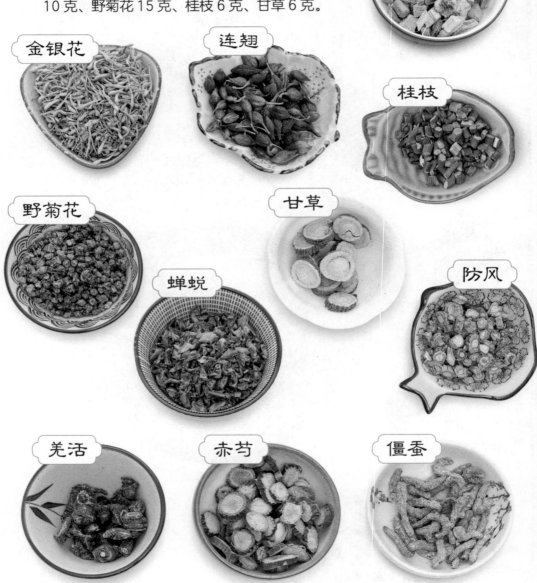

用法：1. 方中的药材要先用水泡一夜（夏天泡 2 小时即可）。

2. 将上述药材倒入锅中，加水；大火熬开锅后，一会儿就可以喝了。

此方中，防风、桂枝、羌活散寒；金银花、连翘、野菊花解毒清里热。这也是一个散外寒清里热的方子。

类似的方子比较多，都是中医的经验，值得总结。

一般的患者，基本上会错过刚受寒的阶段，而且现在有内火的人很多，这种外寒里热的状态，是多数面瘫患者的状态。此时如果能用此类方剂，对控制病情是非常有好处的。

3）毒盛导致的面瘫，可用普济消毒饮

面瘫的病因很多，证型也比较复杂，需要认证准确，并不是所有面瘫之人用前面的方子都可以。还有一种毒盛的状态，需要重视。

这样的患者，面部疼痛明显，比如，耳朵的前面或者后面疼，有的人甚至彻夜无法入睡，疼痛难忍。这种情况，往往西医会认为其内部有疱疹病毒发作，比如，带状疱疹病毒，导致面神经发炎，出现水肿或坏死，因此引发面瘫。

这种情况下，中医认为是热毒壅盛，与体内的肝火、积热、痰湿瘀阻有关。

一般症状较轻的人，用前面的方子就可以解决。但是，有些重症之人，如果此时的热毒无法解除，则会导致面神经坏死，引起预后不良，造成无法修复的损伤。有很多顽固的，甚至很多年都无法治愈的人，大部分都是在这个阶段没有处理好，导致最终无法完全恢复。

此时，我的经验是用普济消毒饮——这是李东垣的方子，专门清解头面热毒，有着非常明确的针对性，如同制导弹般定位准确。

如果您出现了这种严重的疼痛，则可以立刻使用，会立竿见影解除热毒。

曾有人发病后，面部疼痛不已。他的形容是在耳朵前后串痛，夜里特别厉害，简直无法睡觉，白天疼痛感轻一些。询问西医，因为他们没有看到耳朵中的疱疹，所以只能说是神经痛，不用管它。但他的病情没有任何缓解。

找到我之后，我给他用了普济消毒饮，一服下去，他的疼痛基本消失；两服喝完，已经不痛了。同时，他的面部肌肉在针灸的配合治疗下，开始明显恢复，可以做出各种动作。

拔牙手术导致的面瘫，治疗方式也可以借鉴普济消毒饮的思路（也是清除热毒），最终控制局面，阻止面神经的进一步损害。

4）面瘫的 7 天急性进展期内，是可以针灸的

在面瘫的治疗中，针灸有很独特的作用，可是对于 7 天内的急性进展期，到底是否扎针灸，则争议很多。西医往往建议不要扎，因为担心损坏神经，而中医则各有说法。我所了解的情况是这样的，7 天急性进展期内，是可以针灸的。

具体的方法是，扎健侧，比如，颊车穴、地仓穴、合谷穴等，配合印堂等督脉穴位。而对于患侧，则要取穴少，浅扎。

需要注意的是，垂下来的一侧脸是患侧（患病的一侧）；收缩的一侧是健侧（健康的一侧）。因为健康的肌肉正常收缩，患病一侧肌肉无力，会被牵扯过去，所以脸部会歪向健侧，一般医学工作者知道这个道理，而普通人往往会感觉混乱。

很多针灸师反映，在急性期内，扎以上这些穴位的效果非

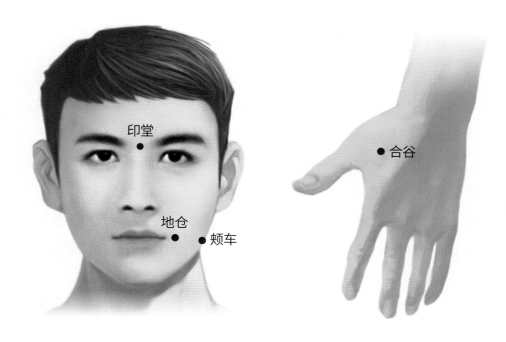

印堂

地仓　颊车

合谷

常好。

　　中医的外治，尤其是针灸等方法，对此病效果非常独特，这是我们老祖宗对人类的贡献。

5）如果恰当使用中药，则可以不使用激素

　　西医治疗面瘫有两个思路，一个是使用激素来控制感染；另外一个是用营养神经的药物，比如，维生素 B_1、维生素 B_{12} 等。

　　我查阅过文献，激素对患者的预后影响并不大，我觉得如果恰当使用中药，则可以不使用激素。而维生素等营养神经的药物，则用用也无妨，至于各种神经因子等药物，我是不看好其效果的，用与不用您根据自身情况决定。

6）得了面瘫，如果不治疗究竟是否可以自愈？

另外，有的西医认为面瘫为自限性疾病，不用治疗，等一周左右的急性期过去以后，身体就会自己恢复。很多人则以此为由，说中医治疗着本来可以自愈的病。其实，这种想法是错误的。

对于此病，有些人确实会自愈。这和一般的外感传染病是一样的，您仔细想想，患了感冒或肺炎，如果不治疗，会怎么样？

也是两种情况，身体自己恢复了，或者更重了。但我们不能因为这些病有一定比率的自愈可能性，就不去治疗，我们要打最有把握的仗，最大程度令患面瘫之人康复，这是医学伦理的问题。

而且，我所见到的人，大多数情况非常严重，有的甚至几十年没有痊愈，终生毁容，这是令人悲伤的。

在国外，您经常能看到这样的老人——脸部都是歪的，这就是此病没有治疗的结果。

在急性期过去后，会进入身体的恢复期。很多人恢复缓慢，一旦三个月内没有恢复，则神经损害会较难恢复。医学界的大多数人认为，三个月后的面瘫为难治性疾病。

就此问题，我曾经专门请教了我的多年好友，辽宁中医药大学针灸学院的副院长董宝强先生。

董院长是针灸高手，针术高明，思路广阔，他认为此病的根源是身体整体的问题，经络在各处不通，导致气血壅滞，层层传递，问题最后反应在面部，所以他治病多从全身考虑，局部突破。他的理论体系，令我赞叹不已，开心之至。

7）治疗面瘫，还可以用临床简便方——老鹳（guàn）草

在前文中，我把面瘫的辨证梳理了一遍，总结得比较全面了。

前面的方子是有所针对的，针对风寒、外寒里热、热毒壅盛。而在临床中，是否有更简单的方子呢？

我给大家再介绍一味中药，用法非常简便。这味中药，名字叫老鹳草（在中国很多地方都有老鹳草，其中以东北、华北、云南等地居多）。

山东有一位老中医，叫郭永来。当年他在黑龙江工作，为了办调动工作的手续，去了虎林市畜牧局管档案的文书李某家。当时这位文书的妻子听说郭先生是医生后，就说起了这样一件事：当年她的老公曾经患了面瘫，医院怎么都治不好。这个时候，有人说有一个民间验方，就是"用老鹳草一把（大约鲜草100~150克左右），洗净，切碎，水煎二大碗，头煎熏洗，二煎内服"。

于是，他的妻子就让孩子去地里挖了一些，然后如法操作。结果，几天面瘫就痊愈了。

郭先生听了此事，就留心了。回家后，正好赶上自己厂子里的工人患此病，于是郭老就让他采药熬水，如法服用和洗脸，同时也给他开了成方牵正散。

结果这个工人按照这个方法用了8天，就痊愈了。

从这以后，郭老就开始研究老鹳草，后来他排除了牵正散的作用，他认为此方对此病基本无用。而真正起作用的，就是老鹳草。

此后，郭老在临床中，一遇到有人患面瘫的病，就用这味中药为其调理。

郭老说："为增加药效，我又改外洗为将一条毛巾用药汁浸泡后稍拧干，以不滴水为度，热敷于患处、耳、颊处，每晚可热敷0.5~2小时。在我的记忆里，还没有一例失败过（我此后用的都是干的药材，因为医院中不经营鲜草）。患者病程长短都有，有得病一年半的，短者有起病即来的，为了'保险'和解除患者疑虑，基本都配用牵正散，但也有单用老鹳草者，没有看出有什么明显的差别。"

对此，郭老认为，有很多疾病，证型比较一致，就可以用单方处理——这和我的观点是一致的，也就是说，患者可能在一段很长的时间里，会停留在一个相似的阶段，此时，某味中药或者某个单方，可能有着非常强的针对性。这就是人们常说的"偏方一服，气死名医"。如果在辨证论治的基础上，再抓住某个主要证型，可能会解决很大的问题。

郭老说，后来只要遇到面瘫，他就用这味老鹳草为其调理，基本没有失手的时候。后来，他把这些经验写进了一本叫《杏林集叶》的书里，由中国中医药出版社出版。

我个人觉得，此生我最佩服的中医就是这样的：把自己的心得毫无保留地写出来。这是对中医的贡献，一旦大家都了解了这种思路，了解了这些"秘方"，中医就能发扬光大。

其实，这个世界上本无"秘方"，都是历代医家和老百姓不断总结出来的。几乎所有"秘方"，在古籍中或民间都能找到蛛丝马迹。

郭老的这个方子，最初也是从民间听说的，说明民间早有应用。但是，这样的方子传到医家的手中，如果医家从此秘而不宣，这就变成了"秘方"，很可能最后会慢慢消失。如果医家能够加以总结提炼，告知大众，这样的方子就能救人。

就如同我们家的地龙治疗痔疮的方子，我相信民间也有流传，我在古籍里也见到过有记载。虽然少，但是有。我们家应用得不错，如果秘而不宣，则也是"秘方"，可以行世多年，但是很可能慢慢不为人知。我现在讲出来，很多人就会知道此病可以用地龙治疗，会帮助到大家。

为何老鹳草可以治疗面瘫呢？

老鹳草，又叫老鹳嘴、老鸦嘴、贯筋、老贯筋、老牛筋。中国大部分地区的地里都有此药。

中医认为，此药味苦、微辛，性温，归肝、大肠经。主要作用是祛风燥湿，活血通络，同时具有解毒的作用。

此药主治风湿痹痛，肢体麻木，筋骨酸楚，跌打伤损，泄泻痢疾，痈疮肿毒，风疹疥癣。

首先这个药具有辛散的作用，可以散风祛湿，疏通经络，所以民间用它来治疗风湿疼痛，妇女子宫受寒。同时，它还具有解毒散结的作用，民间用它来治疗疮痈肿痛，甚至有些地区也用它来治疗感冒引起的咽喉肿痛。

因此，我们在前面讲过的散风、解毒的两方面作用，它都具备了。老鹳草在中药里也是一味很独特的药物。

面瘫这个疾病，那么多方子调理都效果不佳，这一味药却能搞定，确实是大自然造化的神奇之处啊。

现代医学工作者，对此药也进行了研究，认为此药具有抗病原微生物作用，抗菌谱广，可以杀菌，全草煎剂对某些流感病毒及单纯疱疹病毒均有较明显的抑制作用——这从某种程度上解释了为何中医认为此药可以解毒。

研究了老鹳草的药性，我们就明白了在刚刚受寒的时候，还是要以散寒通络为主，服用葛根汤比较合适。

但一旦发现除了受寒，还有热证——自己体内有热或外邪入里化热，则可以立刻使用老鹳草，因为此药以解毒为主，同时可以祛风除湿。

但因为刚刚受寒时，患者往往不易察觉，所以多数患者是在外寒里热的状态中。因此，此药的应用也特别广泛。

自从郭老把这个经验方公布于众以后，很多中医在开方子的时候，都会把这味药加进去，提高了疗效。

我觉得，如果面瘫之人自己无从辨证，在针灸的同时，可以服用此药。每次取干品50克左右，熬水，一半熏洗，每天早晚再喝两杯，可以大大地提高疗效。

此药在网上均有售卖。另外，中成药里有一种药叫老鹳草软膏，是用来治疗湿疹、痈、疔、疮、疖的，具有除湿解毒，收敛生肌的作用。我觉得患面瘫之人，也可以用来涂抹患侧，有一定的好处。

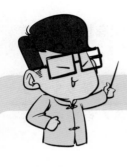

❶ 前面提到的热毒壅盛，耳朵前后剧痛的人，最好还是服用普济消毒饮，用几服药，先把热毒解掉。否则单独用老鹳草，其力量也是有限的，病情难以逆转。

❷ 在应用普济消毒饮的时候，我的经验是牛蒡子的用量可以加到15~20克，用之效果更好。牛蒡子是一味治疗面瘫的重要的中药，药力多作用于头面。

罗老师解惑答疑

★问："很多民间偏方说，用鳝鱼血涂抹在患病的脸上，可以治疗此病，是真的吗？"

答：实际上，我很少听说有用这个方法见效的人。有的中医甚至观察了200多例用此法治疗面瘫的人，认为没有一个见效的。有的人说自己的亲属涂抹了两个月，见效了——其实，这很可能是身体在自我恢复，感觉好像是见效了。

我认为，此法可以不用尝试了，不要浪费精力，耽误了正确的治疗。

★问："传统中医用牵正散来治疗此病，为何您没有提到这个方子呢？"

答：传统上，牵正散这个方子似乎治疗此病必用，很多中医在开的方子里，都会加上牵正散这个方子里的三味药：白附子、僵蚕、全蝎。

实际上，很多中医都有体会，此方虽然是古方，但是单独用这个方子来治疗面瘫，效果远远不够。所以，此方要么配合针灸调理，要么加在现在的方子里面，才会起到一定的辅助作用。

此方最大的一个问题是方子里面的白附子。白附子这味药，是天南星科植物独角莲的干燥块茎，具有祛风痰、定惊搐、解毒散结、止痛的功效。和温阳的附子完全是两种药材，温阳的附子是毛茛科植物乌头的子根，和白附子完全不是一种植物，名字相似而已。

而温阳的附子，在药店有黑附片和白附片。这个白附片就是附子切片，洗白烘干，是温阳的药物。

因此，白附子和白附片完全是两味截然不同的药物，而且白附片是有毒的，如果煎熬的时间不到1小时，会导致人中毒。可是，很多药店的人不懂这个（业务不过关，或临时员工来替代抓药），看到白附子，以为就是白色的附子，就给抓了有毒的白附片，导致患者回家喝药中毒，甚至危及生命。

这样的事情，我听说过几例，有的甚至要抢救。所以我认为，除非您盯着抓药，否则此药不用也可。

十三、秋天，不同体质的人要怎么养生？

1 秋天，什么体质的人身体反应会比较明显？

秋天到了之后，您会发现树木的树叶开始变黄、变干，接着飘然落下——这是大自然的规律。

《黄帝内经》用了八个字来形容秋天的状态："天气以急，地气以明。"意思是秋天天气肃降，秋风刮过，有急厉的感觉，不再像春风那样和煦，也不像夏风那样温暖。此时大地变得干燥，不再有氤氲润泽之气，而是变得清明洁净。

总体而言，秋天的气温下降，使得空气内的水分减少，变得凉爽干燥。如果燥的状态比较严重，影响了身体健康，就被称为"燥邪"。

人类是大自然的一部分，我们的身体也会根据天气的变化出现相应的变化，这是燥邪为病的内在基础。

夏天的时候，天气炎热，身体的毛孔开泄，会出汗来降低体表温度——虽然夏天天气热，但是我们的体表是湿润的。到了秋天，天气变凉，要及时调整身体，尽量闭塞毛孔，使皮肤腠理变得密致，让气机向内收敛，不让汗液再外出过度。在这种情况下，体表就会变得干燥。

• 秋天，内热且津液不足、血虚、气虚的人会比较难过

我认为，到了秋天后体表变得干燥之人大致可分为以下三种体质。

①**有内热且津液不足之人**：身体有内热，平时就津液不足之人，此时会感觉最明显，这是内因外因交加所致。

②**血虚之人**：血虚之人也会受到影响，因为血液与津液同源，一荣俱荣，一损俱损。

③**气虚之人**：气虚之人无力推动气血津液运行，此时气机收敛无力，秋天燥热时会多汗，凉时会倍感干燥。

• 被秋燥影响的人，身体会有哪些不适？

在燥气的影响下，人会出现一些不适。

1）声音沙哑

很多人的咽喉会感觉不适，症状较轻的会出现声音嘶哑、喉咙疼痛，以及口腔溃疡等症状；严重的会燥咳连连，甚至一直不好，连绵不愈，持续一冬天。

2）鼻腔不适

秋天，人的鼻黏膜特别容易干燥，由于鼻黏膜附着丰富的毛细

血管，稍有不慎，则会流鼻血。还有些人的鼻腔特别干燥，有空洞的感觉，非常难受。另外，秋天鼻炎的发病率也非常高。

3）皮肤干燥

秋天的皮肤特别容易出现干燥、瘙痒，甚至皲裂。人们会经常挠皮肤、抓痒、舔舐嘴唇，很多孩子甚至会患上唇炎。

4）毛发干燥

秋天干燥，使得气血循环变差，血液无法将养分带到头发毛囊，头发会比较容易出现干燥枯黄的情况。

5）便秘

秋天体内的水分过度蒸发，不少人都会出现大便干结的情况。

6）容易感冒

很多平稳度过了夏天的人，到了秋天，来了凉风，却立刻感冒了——很多孩子开始感冒，也是被燥气影响所致。

2 入秋天气渐冷，不同体质的人要注意什么？

有一次我在虹桥机场候机，正坐在椅子上打电话，对面走过来一位男士，说："您是罗大伦博士吗？"我回答说："是啊。"随即他很开心地自我介绍，说是我的粉丝，看过我的几本书。然后，他向我咨询了自己身体的问题："罗博士，您说我为什么会长期怕冷呢？

现在上海的天气不凉,我穿着衬裤,风一吹就觉得冷,这是为什么呢?"

这个问题,其实带有一定普遍性,很多朋友有这样的症状。

• 您是"恶寒"还是"畏寒"?

感觉自己怕冷怕风的情况,在外感病里比较多。这种怕风怕冷的情况,即使您多穿一件衣服,还是存在。比如,浑身冷得发抖的人,体温升高了,多披一件衣服还是会抖,这在中医里叫"恶寒"。只有解除外邪,宣发正气,症状才会消失。

此外,还有一种怕风怕冷是由内伤病导致的。这种怕风怕冷,多披一件衣服就会舒服很多,中医称其为"畏寒"。这种情况往往不是暂时性的,而是长期存在的。

• 为何您会"畏寒"?

1)第一个原因,阳气不足

有些人因为各种原因,伤了阳气,则会变得怕冷。比如,过食寒凉之物,整天吃冰的饮料、凉的食物,伤了脾胃之阳;过用寒凉之药,经常服用伤阳气的药物,过用抗生素等;长期疲劳,房事过度等。这几个因素,都会损伤您的阳气。

如果您感受了寒邪,但在治疗过程中没有及时清除,或者病后没有及时扶助阳气,也会导致畏寒。

这种阳气不足导致的怕冷,比较容易识别。典型的症状是四肢冰冷，面色苍白或者发黑，手足不温，怕冷，易出汗，大便稀溏，小便清长，口唇色淡，口淡无味，食欲不振，性欲减退，舌质淡，苔白而润，脉虚弱等。

对于这种情况的治疗，首先您要改变生活方式，不要再损伤阳气，同时可以请医生帮助调理——可以用四逆汤、金匮肾气丸等思路，也可以配合艾灸等方法，均效果不错。

2）第二个原因，气虚

由气虚导致的畏寒，多是营卫之气，也就是保护身体的力量出现了问题。

这类人除了怕冷，还有动辄气喘、动辄汗出的情况。此时，多是脾胃之气受伤，因为营卫之气与脾胃关系密切，如果脾胃之气不足，营卫之气没有来源，则会出现保护体表的力量不足，导致畏寒。

对于这种情况，一般中医会用小建中汤、补中益气汤等思路来调理，效果也是立竿见影的。

3）第三个原因，肝气不舒

由肝气不舒导致的怕冷，主要表现为四肢末端冰凉，尤其是手脚，到了胳膊那里就不凉了——这种情况，往往是情绪不佳导致的四逆散证。其原因是肝气不能疏泄，导致气血壅滞，阳气闭塞于内，不能通达四肢，引起四肢的末端冰冷——现在这种情况的人有很多。

这种情况，不能温阳，需要疏肝理气。

4）第四个原因，血虚

我在前面提到的这位男士，说自己一旦补气就会立刻上火。各种补气的药物都用了，没有效果。这是怎么回事呢？

这种情况，有的时候是肝气不舒，气血瘀阻了，所以一补就会上火。但这位男士的舌头颜色非常淡，结合他的症状，我判断他的情况是血虚导致的。

血虚之人，血液不能温养四肢，所以身体会觉得凉。这种凉，在夏天还好些，一旦到了冬天，就会手脚冰凉，身体畏寒。

这种人还会出现以下症状：

血虚的具体症状

---

❶ 记忆力不好，容易忘事，失眠。

❷ 容易疲倦，一旦疲倦，容易心悸、头晕。

❸ 身体有黏膜的部分颜色比较淡，比如指甲里面的颜色、眼睑口唇的颜色。

❹ 女性月经色淡或者少，甚至闭经。

❺ 舌头颜色淡白。

❻ 蹲在地上一两分钟，站起来，会眼前瞬间黑一下。

很多人认为，人蹲在地上站起来，眼前发黑是一种正常现象。试想，您蹲在地上一分钟和蹲在地上半小时，站起来能一样吗？

如果您认为蹲在地上一会儿，站起来就会眼前黑是正常现象，那么我们小时候上体育课，做过蛙跳动作——连续蹲起，眼前应该是一黑一亮、一黑一亮的，您有这种"正常现象"吗？

蹲着时间长了，站起来头晕眼黑——这种情况很多人都有。但如果严重了，这也是病，叫体位性低血压。这种疾病对于老人来说，要密切关注，否则会出现危险。

通常，一般人蹲一两分钟是没有任何问题的。如果您蹲一两分钟再站起来眼前都发黑，我认为您就是气血不足，尤其血虚会导致这种情况。

• 为何一吃补气的药物，就会上火呢？

其实，我们身体的气血是互相配合的——气血互生。这两者的比例，正常的人是相配的，比如，气是十份，血也是十份。

可如果您血虚了，血变成了五份，您的气也会衰减，变成七份，或更少。虽然气也少了，可是和血配起来，气就显得多余了，则会产生虚火。此时，气和血处于低水平相配，虽然身体整体感觉凉，但是会有点儿虚火。通常，这个虚火会体现在脸上、口腔等——这是整体不协调所致。

此时，如果您再来补气，会令气更多余，有的人会明显出现上火的症状。

本来中医在养血的时候，有一个思路是补气，从气中生血，但此时用药，一般是补气的药里面配合一点儿养血的药。如果单纯用补气的药，部分人则会感觉上火。除非是急症，比如大出血，急需补气固血生血，否则是要配合补血药的，这样可以将气引入血。

一般来说，我们不会在血虚的时候，单独用补气的药。

因此，我告诉这位男士，可以慢慢地养血，当血补足了，再调理其他，则会很容易恢复。像他这么血虚的状态，调理其他问题是比较难的。

您要记住，没有弹药，是无法作战的。

3 秋冬交替时，阴虚之人可常喝银耳雪梨瘦肉汤

秋冬季节，很多人出现皮肤发痒、嘴唇干裂等情况，这就是受到燥邪的影响了。而平素阴虚、体内有热的人，对燥邪的感受则会更加明显。比如，有的人一到这个季节，就会出现肺热燥咳等情况。

我给大家介绍一款食疗方——银耳雪梨瘦肉汤，非常适合阴虚体质的人在秋冬季节防治燥邪。

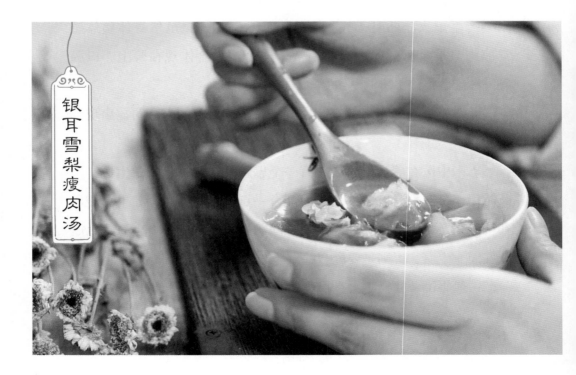

银耳雪梨瘦肉汤

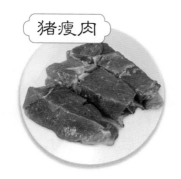
猪瘦肉

银耳雪梨瘦肉汤

配方：猪瘦肉 200 克、银耳 30 克（一朵）、百合
30 克、雪梨 1 个、罗汉果 1 个、大枣 3 枚、
冰糖适量。

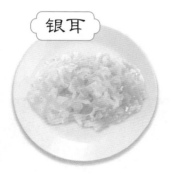
银耳

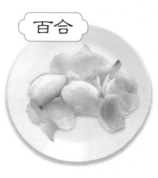
百合

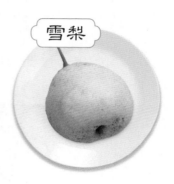
雪梨

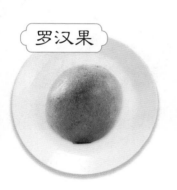
罗汉果

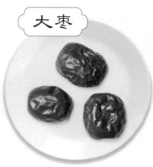
大枣

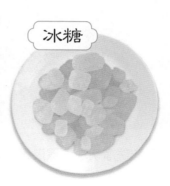
冰糖

做法：

1. 将银耳用清水泡
   发，大概 0.5 小时
   就能泡好。

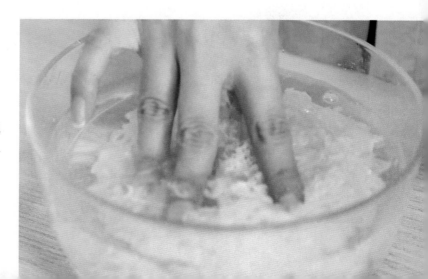

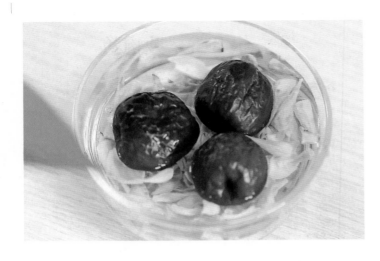

2. 百合、大枣洗净
后浸泡 1 小时。

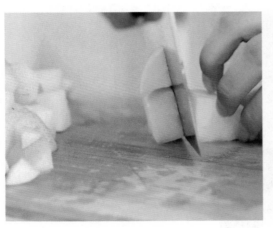 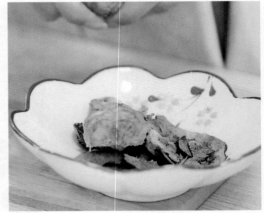

3. 雪梨洗净切块，罗汉果洗净掰碎。

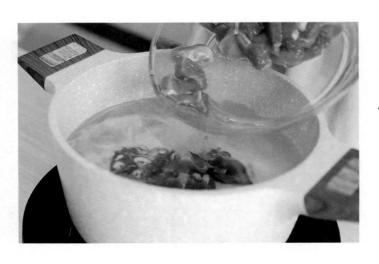

4. 猪瘦肉洗净后切
成小块，凉水下
锅焯水。

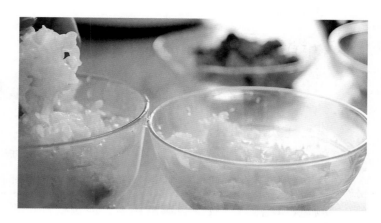

5. 泡好的银耳去掉根，撕成小朵，用清水淘洗干净。

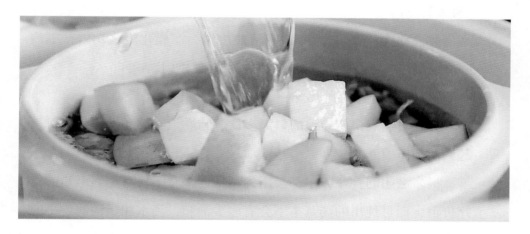

6. 用隔水炖的方法，把所有的食材倒入锅中，内外锅加好水，煲汤模式定时 1~1.5 小时即可。隔水炖可以最大程度保留食材的营养与味道。大家也可以直接用砂锅在火上煲汤，水开后转小火慢炖 1~1.5 小时即可。

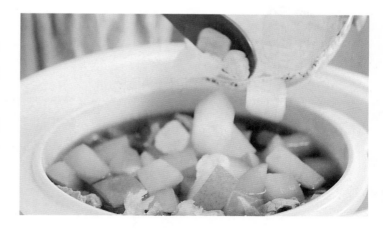

7. 出锅前 10 分钟根据个人口味加入适量的冰糖，搅拌均匀后继续煲汤到设置的时间即可。

• 银耳雪梨瘦肉汤里的食材有何神奇？

百合用于治疗阴虚肺燥有热的干咳少痰、咽干音哑等。除此之外，还有养阴清心、宁心安神的作用。

银耳主治肺热咳嗽，肺燥干咳，胃阴不足导致的咽干口燥、大便秘结等。在古代，银耳是受到皇室青睐的滋补佳品，又因为它的颜色、口感与功效都与燕窝相似，但价格却很平实，所以又被称为"穷人的燕窝"。

梨被称为"百果之宗"，有清热生津、润燥化痰之功效，主治肺热或痰热咳嗽，热病伤津，心烦口渴，大便干结等。

罗汉果用于治疗肺热燥咳，咽痛失音，以及肠燥便秘。

猪肉对热病津伤导致的口渴多饮、肺燥干咳、肠燥便秘等可以起到调理作用。

很多滋阴的食疗方中都会用到猪瘦肉，它不仅有相当不错的食疗价值，而且炖出的汤基本不会有多少油脂，汤水相当清润，平时不喜欢肉汤肥腻感觉的人也可以放心尝试。

这道银耳雪梨瘦肉汤滋味清甜，口感丰富，既养生又美味，非常适合阴虚有内热的人在感受到燥邪的时候服用。

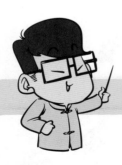

罗博士叮嘱

阳虚、脾胃虚寒的人不建议服用此汤。

十四、秋天，肝气不舒的人该怎么保养?

1 情绪不佳，其实就是肝气不舒

• 爱钻牛角尖的人，容易肝气不舒

现代肝气不舒的人，在生活中比比皆是。**肝气不舒，其实就是情绪不佳的状态**。

这样的人到了秋天会有哪些症状呢?

具体地讲，肝气不舒之人，往往都是工作或生活压力大所致。还有一部分人是很多问题想不开或性格比较敏感，甚至容易钻牛角尖所致——这样性格的人，即使没有什么大的压力，工作也不紧张，日常的小事情也会令其肝气不舒。

• 肝气不舒的人会有哪些表现？

肝气不舒之人的具体表现

情绪表现	一旦出现肝气不舒的情况，则情绪很容易郁闷、焦虑、紧张、不开心，甚至发怒。
身体表现	❶ 嘴里发苦，口干，有时会有眩晕感。 ❷ 消化系统状态不佳，往往有脾胃的问题。这是"肝木横逆克脾土"的缘故，所以肝气不舒的人，要么胃痛、胃胀，要么便秘，甚至腹泻。 ❸ 身体忽冷忽热。穿上衣服就热，脱了又冷；进入暖房就很热，出来就冷。 ❹ 心烦，有时有呕逆的感觉，经常嗳气打嗝，甚至呕吐。这是胃气上逆的缘故。 ❺ 心悸、胸闷，心脏感觉出了问题。实际上，在心脏病的进展过程中，不良情绪导致的问题非常多。 ❻ 肋骨有胀痛的地方。 ❼ 失眠多梦。这种情况是非常多的，多数人的失眠，可能都和肝气不舒有一定的关系。

2 喜欢"悲秋"的人，该怎么度过秋天？

一旦您看了以上的症状，可能感觉自己能对上号了。那么，肝气不舒之人，该怎么度过秋天？

•肝气不舒的第一种类型：气郁、情绪低迷

肝气不舒之人可以分为两种，第一种是气郁。

气机郁滞在体内，人会处于一种郁闷、压抑的状态。这种情况是典型的肝气不舒、肝气郁滞。

这样的人，平时情绪就比较低迷，遇到事会自己闷在那里想，容易变得比较消极。

到了秋天，万物的生机开始被燥金之气遏制；天地之间，气机开始收敛。肝气不舒之人，本来肝气就是郁滞的，此时情况会变得更加严重——他们的情绪，会变得更加容易低迷。

有研究显示，在秋冬时期抑郁症的发病率会更高。

到了秋天之后，我们总能听见周围有人说自己的情绪不好，很可能就是这个缘故。所以，如果您看到朋友圈里，哪个朋友总是伤感、悲秋、情绪低落，就要提醒他，该注意情绪疏解了。

我在前面提到过，气虚之人和阳虚之人也容易悲秋。

在生活中，气虚、阳虚、肝气不舒往往会交织出现，没有一个人的病是按照教科书得的——这个人就是气虚，没有其他问题。不会的，**人体是一个整体，疾病的因素往往互相联系**。所以，往往各种因素交织出现的时候多。而在悲秋的问题上，肝气不舒的因素明显是一个重要的诱因。

容易肝气不舒的人要记住，不要钻牛角尖。天下之大，我们不能局限在一个小小的心理空间里，给自己压力。

此外，肝主疏泄，而肝气不舒之人，到了秋天郁滞会更加明显——和疏泄有关的功能都会弱化。比如，此时血液的循行会出现

郁滞的情况。如果和阳虚、血虚、瘀血结合在一起，患者就会出现明显的手脚冰凉、四肢不温的情况。

对于这种人，要分清是血虚为主，还是阳虚为主，还是瘀血为主——三者互为因果，结合肝气不舒，都会导致气血郁滞，手脚冰凉。

如果能够区分清楚，则可以对症调理，用养血的方法，配合疏肝理气；或者用温阳的方法，配合疏肝理气；如果瘀血是主因，用疏肝理气的方法，配合活血化瘀，则效果一定很好。

1）肝气不舒且血虚，可服用逍遥丸

一个长期情绪不佳之人，必定肝气不舒，然后导致血虚，又引起脾虚，而这三个问题又互为因果，互相影响，脾虚会加重肝气不舒，血虚会加重肝火上炎。我曾经讲过，这是一个"铁三角"，三个因素恶性循环，导致人体更加失衡。

逍遥丸，原来叫逍遥散，出自宋代的《太平惠民和剂局方》。

肝气不舒且血虚之人的调理思路，要在疏肝的同时，尽快补脾——这就是张仲景的"见肝之病，知肝传脾，必先实脾"的思路。此时，逍遥丸这个方子兵分两路，一路用柴胡疏肝，一路用白术、茯苓、甘草补脾。可以说，逍遥丸这个方子是此类人的最佳选择。

2）肝气不舒且体内有瘀血，用血府逐瘀汤泡脚

这个方子的核心是：调畅气机，活血化瘀，养血。这三个调理方向，合成了一个方子。只要是肝气不舒，气机瘀滞，同时伴有瘀血的，都可以用此方调理。

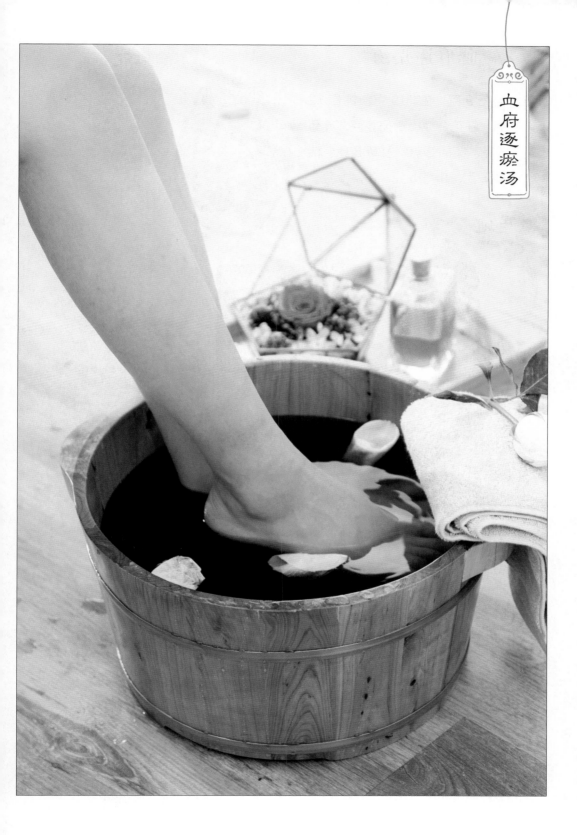

血府逐瘀汤

血府逐瘀汤

配方：当归9克、生地9克、桃仁12克、红花9克、枳壳6克、赤芍6克、柴胡3克、甘草3克、桔梗5克、川芎5克、牛膝9克。

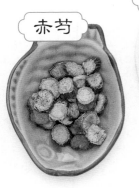

赤芍

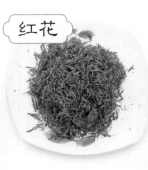

红花

生地

当归

桃仁

柴胡

枳壳

甘草

桔梗

川芎

牛膝

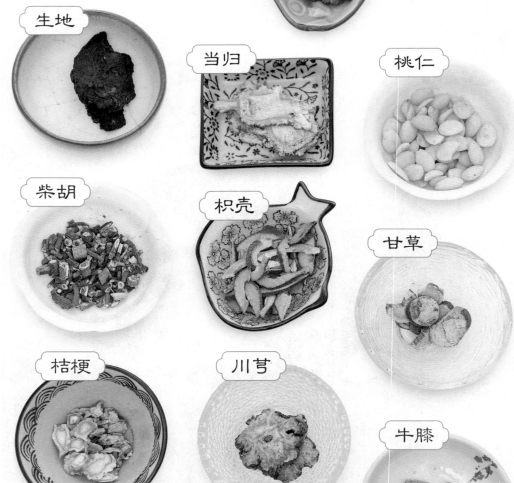

用法：将药材像熬中药那样熬好，然后分成2份，早晚兑入温水，泡脚。一天泡2次，每次泡20分钟。

3）肝气不舒之人，到了秋天经络堵塞会比较严重

肝气不舒之人，到了秋天身体经络的郁滞也会比较严重。

在这个季节，对于肝气郁滞之人，肝经所循行的部位则更容易出现瘀阻。有的问题出现在这里，有的在那里，但都有所加重。

肝负责全身的疏泄，除了本经的问题，身体其他的瘀阻也会有所增加。

因此，经络不畅之人，此时会觉得身体比夏天的时候更差一些，就是这个缘故。

这样的人该怎么保养呢？

我建议您可以用一些疏肝理气的药食同源之品。比如，吃点儿橘子、佛手柑，做菜放点儿陈皮，也可以饮一些花茶（如玫瑰花茶），都是这个季节特别适合的。

同时，如果您能做一些刮痧、艾灸、拔罐来疏通经络，学学瑜伽或练练太极拳，都是可以的。

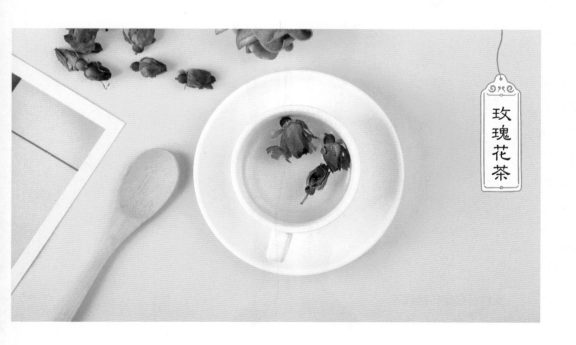

玫瑰花茶

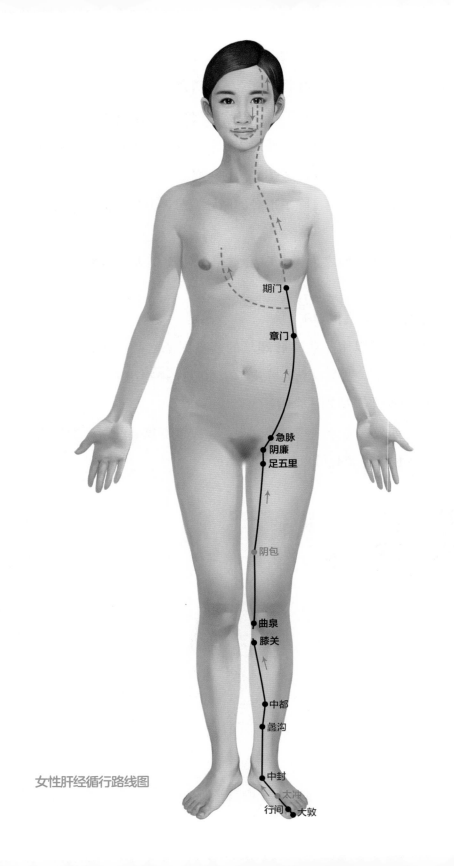

期门

章门

急脉
阴廉
足五里

阴包

曲泉
膝关

中都
蠡沟

中封
太冲
行间　大敦

女性肝经循行路线图

此时，如果能经常参加朋友聚会，大家一起喝点儿小酒，引吭高歌，亦是非常好的事情。

•肝气不舒的第二种类型：肝火旺、情绪暴躁

肝气不舒之人的第二种状态：肝气郁滞久了，会积热化火，变得肝火很严重。这和前面的状态有所不同，前面的状态是郁闷、低迷，这个状态是有火、暴躁。

这类肝气不舒的人非常容易发火，情绪急躁，不容易搂住火。平时舌红，口干，大便也干燥，口苦明显，胸胁胀闷胀痛也会明显——这是由前面的肝气郁滞发展而来的阶段。

这样的人到了秋天，容易出现外寒里热的情况：一方面体内很热，因为火会伤津液伤阴，导致体内津液不足；另一方面又有实火，这是虚实夹杂。

秋天天气冷了之后，这类人很容易被外寒伤到体表，从而导致外寒里热的情况。

有的朋友说，既然体内有热，外寒怎么会来呢？

其实，这种里热也处于身体失调的状态——只要身体失调，身体的防卫就会出现问题，容易受寒。同时，因为体内燥热，这样的人更容易误解自己阳气旺，不怕冷，所以穿得会少，甚至故意被冷风吹——这也是他们最容易受寒的原因。

1）肝火旺：情绪暴躁的人，可以服用灯心竹叶汤

这样的人，要注意平时清泄肝火，保持体内的平衡，比如，吃点儿加味逍遥丸。

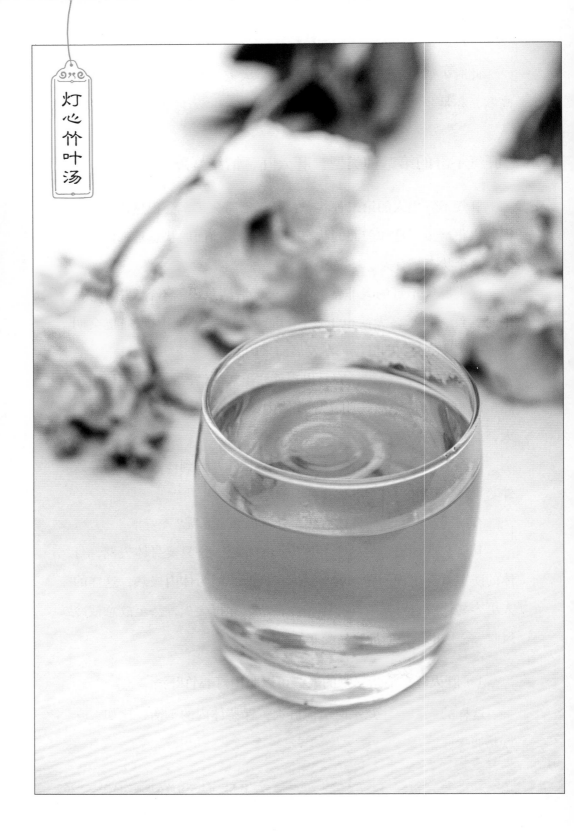

灯心竹叶汤

灯心竹叶汤

配方：灯心草 3 克、竹叶 3 克。

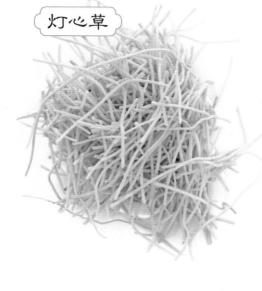
灯心草

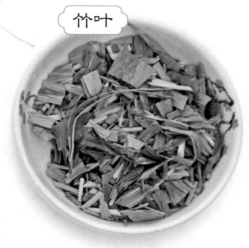
竹叶

用法：熬水，当茶喝。

如果肝火真的比较大，可以服用灯心竹叶汤。同时，随时保持不要受寒，这样就会好很多。

这种类型的人，可能出现的疾病比较多。比如，我在前面提到的面瘫——在秋天得了面瘫，绝对不是单纯的受寒所致，多是肝气不舒，脾胃较弱，正气不足，结果肝气不舒导致肝火越来越大。此时再受寒，则是外寒里热，从而引发面瘫。

这种情况，一味地散寒是不行的，还要清除里热。此外，这类人要保持情绪的稳定，很多人本来治疗得很好，结果一生气上火，病情立刻加重，就是这个道理。

前一段时间，很多家长问我孩子的感冒问题，说孩子明明受寒了，可是怎么用散寒的方法不起作用呢？

这里面的原因很有趣。我发现这些孩子都是在新学期开学之前生病的。为什么呢？孩子上学有压力，一想到上学心里就上火了。此时，外寒一来，直接导致了外寒里热。

2）用感恩代替怨恨与执着，日子会好过一些

其实仔细想想，上天对每个人都已经够好了。我们所拥有的一切，您回头想想，可能都是之前梦想不到的；我们现在所拥有的一切，也同样是别人羡慕的。

有人说："不会啊，我的生活太普通了，我也没有成功啊！"

我觉得，您可以去医院看看，不用去肿瘤病房，就去普通的针灸科，里面可能都是脑出血后遗症的患者。如果满屋子都是这样的患者，脸色蜡黄、行动不便、骨瘦如柴，您都会觉得那里太压抑了。

出门来，您再看看自己，就会感觉您已经够成功了。

因此，**要感恩我们所拥有的一切**，正如韩红在歌里唱的："**那都是菩萨保佑的！**"

我们每天能够吃饭、睡觉、逛街，都是值得感恩的。不要钻牛角尖，不要因为某种东西我们没有获得而怨恨，不要想什么事情是我们一定要拥有的。如果能用感恩来代替怨恨与执着，我们的日子都会好过一些。

十五、秋天，气虚之人该怎么保养？

1 秋天，气虚之人的身体会有哪些反应？

气虚之人该如何在秋天养生呢？

• 秋天，气虚之人身体会出什么问题？

中医讲的气，是人体最基本的物质，由肾中的精气、脾胃吸收运化水谷之气和肺吸入的清气共同结合而成。

所谓气虚，就是气的推动、温煦、防御、固摄和气化功能的减退。

1）气虚之人的具体表现有哪些?

气虚之人的具体症状

---

❶ 气虚之人，卫气虚弱，肌表不固，所以很容易出汗——稍微一动就出汗，出汗的同时，又怕风怕凉。

❷ 气虚则四肢肌肉失养，周身倦怠乏力，稍微一运动，就觉得疲倦不堪。

❸ 气虚则清阳不升、清窍失养而精神委顿，头昏耳鸣，劳作后会更加严重。

❹ 气虚则中气不足，说话语音低微，倦怠无力。

❺ 气虚则无力推动血液循行，则四肢不温，面㿠白，脉象虚弱无力或微细。

❻ 气虚则水液代谢失调，水液不化，输布障碍，可凝痰成饮，甚则水湿之邪泛滥而成水肿。

❼ 气虚严重，还会引起中气下陷，导致脏腑脱垂，同时还可导致脏腑功能减退，从而表现出一系列脏腑虚弱征象。

2）气虚之人的舌象：舌头胖大、舌边有齿痕

气虚之人的舌象是什么样的呢?

气虚之人的舌头往往胖大，舌边会有齿痕，舌苔往往满布（这条不是必然的）。

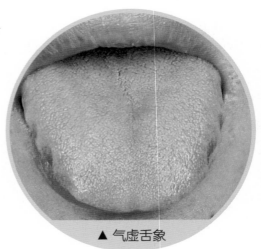

▲ 气虚舌象

其中，舌边有齿痕是气虚的最重要的指征之一。

2 秋天，气虚之人的保养之道

• 在秋天，人的野心和性欲不要太盛

秋天的时候，气温下降，天地之间一片肃杀之气。此时，人们必须要面对外来的寒凉，人体要动用正气来防御外寒。而人体的正气，无不根源于肾气。因此，肾精肾气的充足，此时非常重要。

在秋天的时候，人的欲望不要太盛。这种欲望，包括自己的野心，也包括性欲。人的野心一动，想要获得的念头蜂起，思虑过度，则耗伤肾精肾气——这与秋天人体气机应该收敛来蓄积正气，防御外寒的大方向是相反的。

《黄帝内经》里面说：

秋三月，此谓容平。天气以急，地气以明，早卧早起，与鸡俱兴，使志安宁，以缓秋刑，收敛神气，使秋气平。无外其志，使肺气清。此秋气之应，养收之道也。逆之则伤肺，冬为飧泄。奉藏者少。

其中的"使志安宁""无外其志"都有这个含义。

而节制性欲，则是比较直接的保养肾精肾气的方法。此时，气虚之人，本来正气就不足，防御部队是匮乏的，结果再房劳损害肾精肾气，则正气愈发不足，很多人就此生病，所以不可不戒。

肾气虚了有什么表现呢？

气虚之人，具体表现为肾气虚的，除了气虚的症状外，往往还会有这样的症状：

神疲乏力、白天困倦不堪、总想睡觉、眩晕健忘、腰膝酸软乏力、小便频数而清、夜尿多、性欲减退、男性阳痿、女性白带清稀、舌质淡、脉弱。肾不纳气，则呼吸浅促，呼多吸少。

如果有了这些症状，您在秋天除了节制欲望，还需要及时调补肾气。比如，服用一点儿金匮肾气丸、五子衍宗丸等。

• 在秋天，气虚之人的着衣原则：早晚多穿、中午少穿

气虚之人，在秋天的时候，最尴尬的事就是不知道怎么穿衣服了。这是为什么呢？

气虚之人最容易自汗，稍微一动就会出汗。同时，他们也怕风怕冷，出汗之后，风稍微一吹，就容易感冒。

秋天的早晚很凉，甚至有些冷，此时必须多穿衣服，尤其是气虚之人。因为卫气不足，身体不耐寒凉，所以寒风对他们的伤害非常大。

但是到了中午，阳光非常充足，温度很高，气虚之人会立刻出汗，于是他们会想要脱衣服，可是一脱了衣服，外面的秋风很凉（此时的风，绝对和夏天和煦的暖风不同），尤其没有阳光的阴面风更凉。此时，大汗淋漓的气虚之人，又立刻会觉得被寒风吹到。

您看，捂也不是，脱也不是。所以，通常说的"春捂秋冻"，对于气虚之人简直是白说。无论怎么样，只要稍微一不注意，气虚

之人则会立刻感冒。

因此，到了秋天，气虚之人的"出汗"与"怕风"，会让他们觉得非常失控，进退两难。

需要注意的是，气虚之人一定要随时加减衣物，早晚多穿，中午少穿；在阴面多穿，在阳光下少穿——频繁调整，才能保护自己。

• 秋天，气虚之人要好好补足脾肺之气

1）气虚之人，秋天可以服用生脉饮等有人参的方剂

中医认为，肺主气，司呼吸，通调水道，外合皮毛，起着保护身体的作用。肺气虚，则其主宣降、司呼吸、调节水液代谢、抵御外邪的作用就会减弱，从而出现短气自汗、声音低怯、咳嗽气喘、胸闷、易于感冒，甚至水肿、小便不利等病证。

因此，肺气虚弱之人，此时必须补肺。而脾属土，肺属金，土生金——脾胃功能的强壮与否，直接决定了肺气的强弱。所以，中医往往会脾胃同补。

此时，气虚之人可以经常吃点儿怀山药，比如，怀山药粉，或者怀山药片熬水喝，如果能配合薏米、芡实、莲子肉等食材一起吃更好。

至于中成药，可以选用补中益气丸调补，效果会比较好。

另外，人参也是这个季节比较适合食用的药材，现在北方人懂得吃人参的少了，南方人反而更懂得进补。很多人认为服人参吃

了会上火，其实气虚之人可以服用一些人参，或者服用有人参的方剂，如生脉饮。同时，您也可以尝试在家做参鸡汤喝喝——这些都是补肺气的好思路。

此外，黄芪也是补肺气的中药，气虚之人在煲汤时，如果能放入一点儿黄芪，对身体会大有好处。

2）气虚之人，可以喝参鸡汤好好滋补

我给大家推荐一道适合秋季进补且非常滋补的靓汤——参鸡汤，这是一道著名的朝鲜族菜肴。

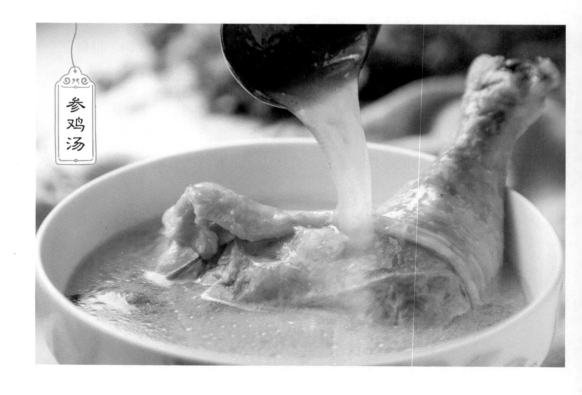

参鸡汤

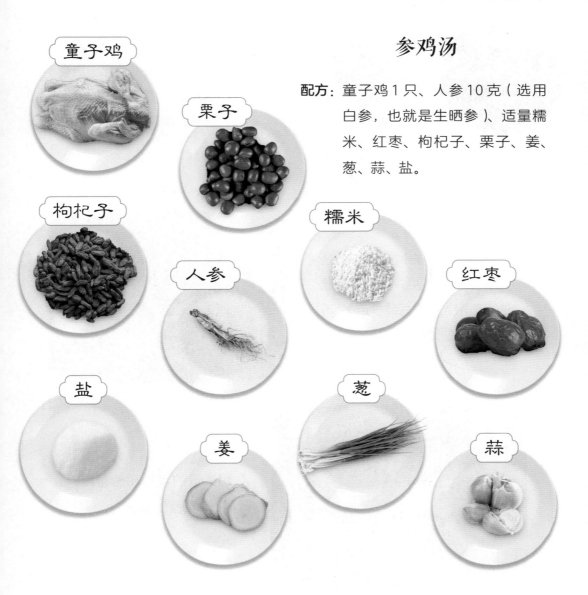

参鸡汤

配方：童子鸡1只、人参10克（选用白参，也就是生晒参）、适量糯米、红枣、枸杞子、栗子、姜、葱、蒜、盐。

童子鸡

栗子

枸杞子

人参

糯米

红枣

盐

姜

葱

蒜

做法：

1. 将糯米淘洗干净，再放入冷水浸泡2小时以上（为了更熟烂，建议浸泡一夜）。

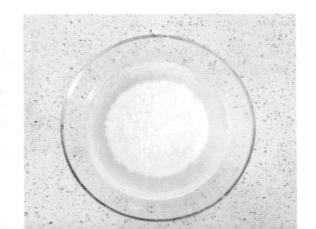

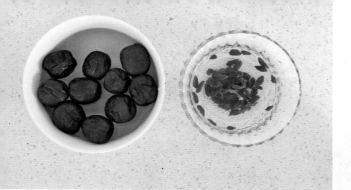

2. 将大枣和枸杞子洗净，放入冷水泡发备用（枸杞子很容易泡发，大枣泡发的时间会长一些，建议半天以上）。

3. 把人参洗净，去掉参芦（就是人参上面的小头，参芦是催吐的，服用人参要去掉参芦），再把人参的参体和须分开，备用。

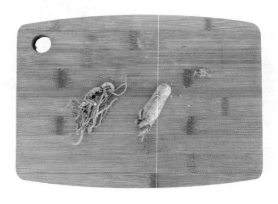

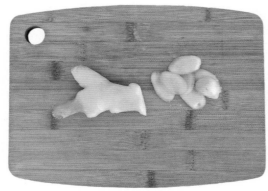

4. 切适量的姜片和葱备用，将大蒜剥好。

5. 把童子鸡洗净，去掉鸡头和鸡屁股，不喜欢鸡爪可以把鸡爪也去掉。

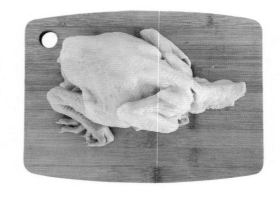

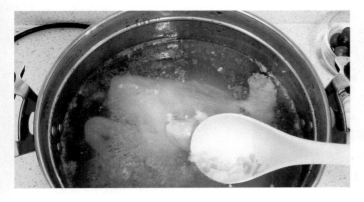

6. 处理好的鸡用水焯一下（冷水下锅），去掉腥气和血沫等杂质。水烧开后即可捞出，备用。

7. 泡发的大枣去核，取一些大枣和糯米、枸杞子、栗子、大蒜搅拌在一起。

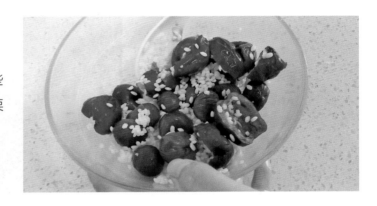

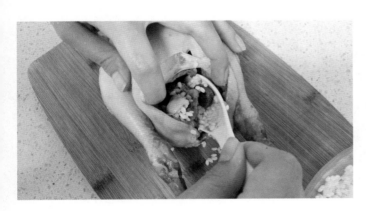

8. 把拌好的食材和参体塞入鸡腹。

9. 塞好后，用牙签封口。

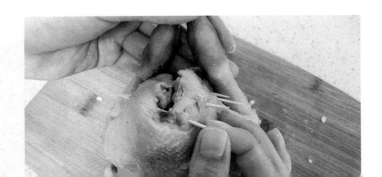

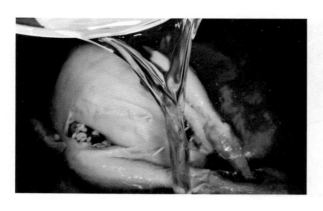

10. 封好口的鸡放入锅中,
    加入足量的水(有条件
    最好用砂锅)。

11. 把人参须放进水里,加
    入适量的姜片、葱花以
    及剩下的大枣等材料。

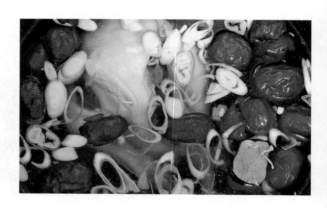

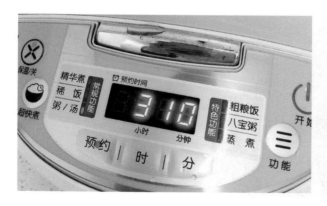

12. 电饭煲选择煲汤模式,
    时间定为3小时左右。
    如果是砂锅,要大火烧
    开后转小火慢炖3小时。

13. 出锅前加入适量的盐,
    搅拌均匀即可。

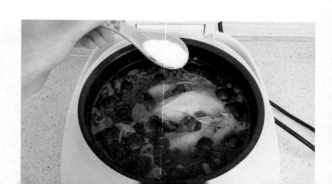

我们知道，人参是东北三宝之一，味甘、微苦；生者性平，熟者微温。药用功能是补五脏，安精神，健脾补肺，益气生津，能够大补元气，是补气的药材中起效最迅速的。

因此，参鸡汤特别适合气虚之人在秋季食用进补。

虽然做这道汤的程序有些多，但制作难度并不大，而且在滋补的同时非常美味，感兴趣的人可以尝试一下。

• 气虚之人，秋天要注意防止脾胃着凉

秋天到了之后，很多人的饮食习惯往往还是夏天的模式，从而导致受伤。比如，您在夏天吃西瓜，可是到了秋天，您还吃西瓜，就不大合适了。

古人对此是非常讲究的，甚至给人用药都会考虑到节气。宋代的名医钱乙，在用方子的时候，会考虑到秋天前后的不同变化——夏天的时候，清热的药会多一点儿，到了秋天，会减少清热药的比例，增加温阳补脾药的比例，这就是他考虑周全的地方。

天气冷了以后，腹痛腹泻，甚至胃肠型感冒的人明显增多了，这都是因为脾胃本来就弱，脾气虚衰，结果又吃了寒凉的食物，比如，各种生冷的食物，导致脾胃受伤所致。

因此，气虚之人，尤其是脾气虚弱之人，在秋天绝对要注意饮食，不要吃生冷之物、喝冰冷之水，这是保护自己很重要的法则。

• 气虚之人，秋天宜参加各种文体活动

气虚之人的生机不足，在平日很容易陷入疲劳，进入一种有气无力的状态。到了秋天，天地肃杀，身体很容易受外界环境的影响，变得消极悲伤。

要说起悲秋来，气虚之人和阳虚之人是比较严重的。

因此，气虚之人在秋天最好不离群独居，要参加集体活动，以调整情绪——参加各种文体活动，来增加快乐的情绪。

现在，稍微上了点儿年纪的人，比如，四五十岁的人来找我咨询健康问题，只要我判断其有点儿肝气不舒、情绪不佳，都会推荐他们去跳广场舞。我一直觉得，广场舞并不是简单的体育锻炼，而是一种心理调适。那么多人在一起，在同样的节奏下，做同样的动作，这是一个建立精神共同体的过程。在这个过程里，每个个体都会觉得自己融入了这个强大的共同体，这样无形中会增加自己的心理能量，来对抗负面情绪。

跳完广场舞的人，情绪都非常好，就是这个道理。

另外，秋天来了之后，您也可以多参加唱歌的队伍。唱歌就是一种健身，您可以通过呼吸来调理肺经，增加肺气。这种文娱活动，对于老人来讲，多多益善。尤其在秋天，气虚之人如果能经常引吭高歌，促发生机，则对情绪的调理是好处多多的。

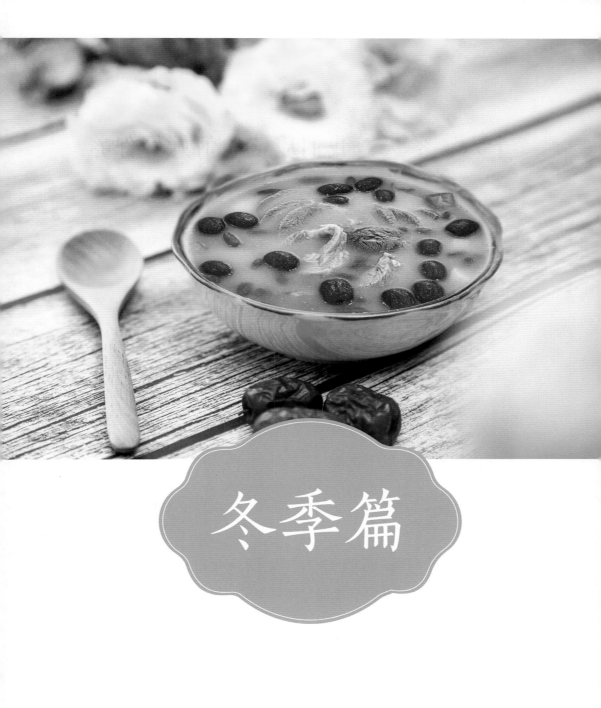

冬季篇

十六、冬天，我们应该如何好好保养?

1 为什么冬天的"燥"比秋天更严重?

前面讲了，秋天主"燥"，但是，这并不意味着其他季节没有"燥"。燥是随时存在的，尤其到了冬天，天气会燥得非常严重，为什么呢?

• 冬天气候导致风干物燥

冬天的天气寒冷，会导致水汽凝结，所以到了冬天特别容易风干物燥。

我记得小时候，东北的冬天每天早上起来窗户上都是冰花，很漂亮的那种，像霜凝结在上面。这就是房间里的水汽，碰到了寒冷的窗户玻璃，则会凝结在上面。屋里的水汽凝结在玻璃上面后，屋子里会逐渐变得干燥。北方冬天的屋外大抵也是如此，这都是气候所致。

此时，很多人会觉得皮肤干燥，甚至有的人皮肤还会起皮。

夏天的时候，我们脱衣服不会出现静电，但在冬天如果您穿的衣服是化纤的，晚上关了灯，一脱衣服，都能看到一串串的火花，这就是冬天气候干燥导致的。

• 供暖导致的室内环境干燥

北方的冬天，有一个取暖的方式是室内供暖。

室内供暖以后，房间里会变得非常干燥，北方人都有明显的感觉。还有的人家里装了地热，这就相当于家里装了一个蒸炉，人天天在下面被蒸，如果温度过高，则会逐渐地将室内蒸得越来越干。这时您淋点儿水在地上，一会儿就蒸发掉了。

此时，我们要想办法调整，否则会影响身体。

• 冬天，"燥"对我们身体的影响有多坏？

在正常情况下，我们的气血、津液在体内运行是正常的。一旦外界环境干燥，就会使您的体内环境发生改变——外界干燥，您的体液会不断往外流失，通过汗液等挥发。

这个时候，由于体内液体的流失，导致津液不足，有些老人会出现严重的便秘；还有很多人会燥咳，因为肺阴不足。在干燥环境里，外邪特别容易通过口鼻而入。在您呼吸空气的时候，空气里有污染物，有外邪，如细菌、病毒，中医称之为"外邪通过口鼻而入"。正常情况下，口鼻之处是湿润的，它的黏膜能保持活性，有纤毛运动等，黏液会黏附外邪，不让外邪进去。我们的口腔也是一个与外界平衡的微环境，外邪来了，我们能把它阻止在那儿。但如果外界变得干燥，皮肤黏膜变得干燥，没有液体分泌，则外邪很容易长驱直入。

因此，到了冬天有的人会发现，晚上睡觉会莫名其妙觉得干，第二天早晨起来感觉身体哪都不对，喉咙不舒服了，开始咳嗽了，开始有外感了，这是为什么？就是外邪长驱直入您的体内了。

有时候在外面患外感也是这样，一方面有天气寒冷的原因，另外一方面是干燥的原因。本来正常鼻腔里有黏液（鼻涕），处于一个微环境里，现在内部环境变得非常干燥，导致了外邪长驱直入。

因此，到了冬天，经常有人会有这种感觉，风像没有阻拦一样，从鼻子长驱直入。通常在这种情况下，人患外感的比例也比较高。

2 冬天空气干燥，如何应对？

• 准备加湿器等物理方法

冬天的燥邪这么严重，我们该怎么办呢？

在中国的北方，冬天空气特别干燥，尤其是有暖气的室内。

我觉得，家里应该备一个加湿器。过去我们没有加湿器，会在地上放一盆水，放盆水的作用并没有那么大，但会感觉舒服点儿。

现在很多加湿器都有智能功能，您定的湿度是多少，它就可以调整至多少，到了那个范围它会自动停止加湿。

如果您住在比较干燥的地方，尤其房间里比较干燥，我建议您可以准备一个加湿器。

1）使用加湿器的注意事项

很多人买了加湿器之后，对其注意事项所知甚少。我们在使用加湿器时，都应该注意什么呢？

第一，加湿器里的水要勤换。千万别放了一星期的水，还让它往外喷呢，长时间放置的水的环境可能已经改变了。

第二，最好用纯净水。比如，您家里有过滤水的设备，您接出纯净水放到里面，或者买瓶装的纯净水倒在里面也可以。

很多人认为，纯净水太贵了。但这样的钱是值得花的，就跟您喝水喝的是干净水一样，您将一瓶纯净水打到空气里去，没有什么污染，对您的身体是有好处的。有的地区的自来水质量没有那么高，喷到空气里去，您吸收了不是特别好。

2）没有加湿器怎么办？

如果您家里没有加湿器，我建议您可以在睡觉前，在地上淋一点儿水，这样也有加湿的作用。但这种方式没有加湿器的作用大，加湿器可以把水变成水汽打到空气里，能够有效改变空气干燥的程度。

除了放一盆水之外，您还可以把毛巾弄湿，放到暖气上，让毛巾里的水蒸发出来。这都是我们老百姓的土办法，我觉得也是可行的。

3）在干燥的气候外出，需要注意什么？

面对特别干燥的外界环境，您可以戴一个口罩。

戴口罩的好处就是防止有污染的空气或者寒凉空气长驱直入您

的鼻腔，而且随着鼻腔保持温暖，它也更容易保持一个湿润的状态。所以，如果觉得鼻腔很干，您可以赶快把口罩戴上。

• 通过喝乌梅白糖汤等食疗方法，保持体内水分充足

前面我讲的是使外界空气提高湿度的方法，那么饮食该怎么调整呢？

您可以吃一点儿滋润的东西，比如，可以打梨汁喝，梨汁有清凉滋润的功效。在脾胃不虚寒的情况下，您还可以给老人和孩子喝点儿，让全家人的身体保持津液、体液的充足。

我曾经讲过，乌梅白糖汤有酸甘化阴和化生阴液的作用，可以让我们体内津液保持充足，而且此汤做法非常简单。

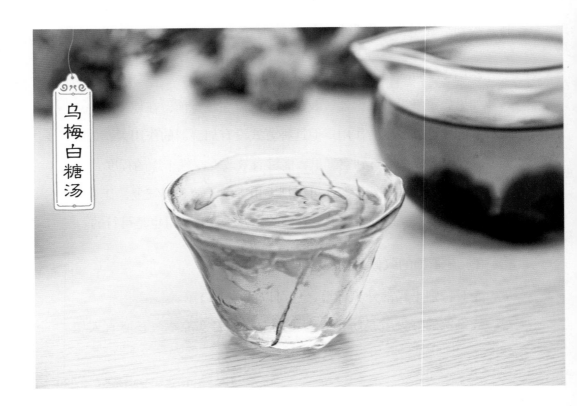
乌梅白糖汤

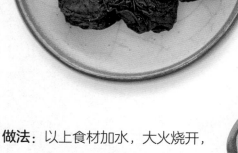

乌梅

乌梅白糖汤

配方：5 颗乌梅（要去药店买）、
2 勺白糖。

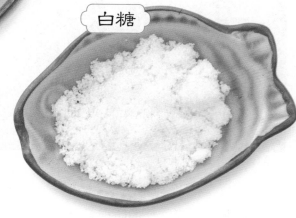

白糖

做法：以上食材加水，大火烧开，
然后小火熬 2 小时以上。

用法：这个汤可以当作饮料给孩
子喝。

　　一旦体液不足，外邪就容易入侵。所以，让体内液体保持充
足，就能对抗外界的燥引起的各种身心失调。

　　对于老人，可以吃一些带有滋润性、有油脂的东西，比如，杏
仁（也可以喝杏仁露），或者比较富含油脂的果仁类的东西都可以吃
一点儿。因为燥邪会导致大便干燥，很多老人都因为便秘而受苦，
这时候可以用各种有油的、有液体的食物来润燥。

　　在冬天，很多人感冒都是因为有燥存在，才导致外邪长驱直
入——这是冬天的特点之一。尤其在北方的冬天，屋里很干燥时，
特别容易被外邪侵袭——屋内温度很高，屋外温度很低，寒热交错，

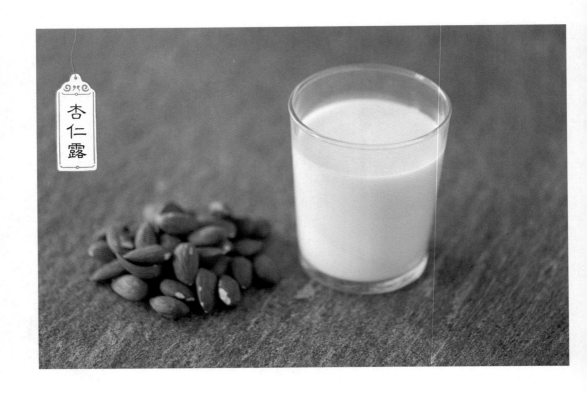

杏仁露

再加上干燥，您的防御系统会无法正常工作，从而容易导致外感。

对于家长来讲，如果孩子说鼻腔里很干，或者有时候您发现他早晨起来鼻腔里都带着血痂——说明空气很干了，屋里一定要保持一个湿润的环境，多养两盆植物，在房间里也能起到润燥的作用。

大家千万不要忽视冬天的燥邪，它会影响我们的身体健康。如果您能明白这个道理，我相信您能想出很多方法润燥，让自己和家人处在一个湿润的环境里。

• 天气寒冷，喝一碗提升精气神的乌鸡汤吧

年底了，节日的气氛越来越浓。此时，也是我们一年中最为忙

碌和操心的时候，各种各样的业绩冲刺、年度盘点、年终总结、考试……每一样都要劳心劳神。

在寒冷的季节里，阳气潜藏，本不宜有太多消耗，但现实生活的节奏不允许我们的脚步放缓，这时除了继续努力做好眼前的工作，您可以多吃一些补气养血的食物。

在此，我给大家推荐一道适合冬日，可以提升精气神的食疗方——气血双补乌鸡汤。

1）如何自制全家人都能喝的美味乌鸡汤？

需要注意的是，人参不能接触铁器，所以用人参煲汤的时候，不建议您用金属锅具。

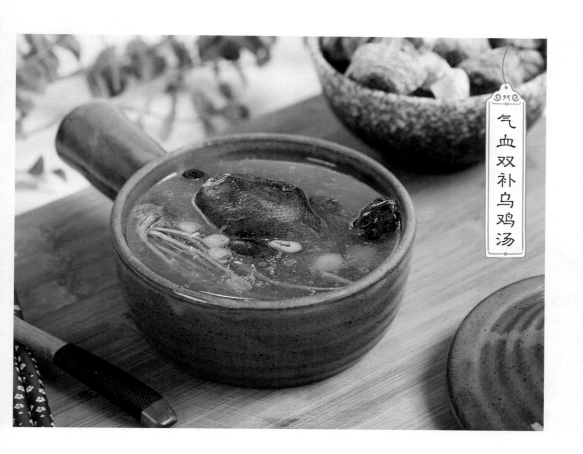

气血双补乌鸡汤

配方：人参10克、当归10克、龙眼肉10颗、乌骨鸡1只。

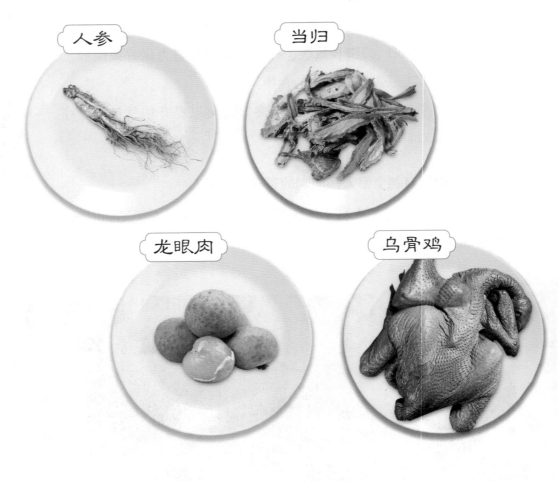

人参　　当归

龙眼肉　　乌骨鸡

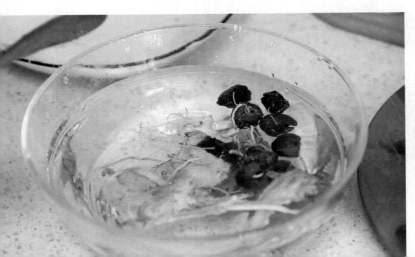

做法：

1. 将人参、当归、龙眼肉清洗干净。

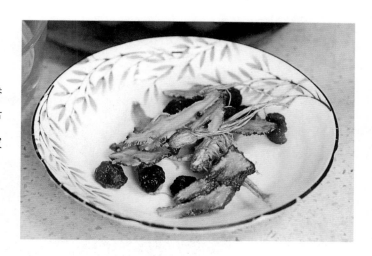

2. 把人参的参芦去掉，参须留下。一般认为参芦有催吐的作用，所以家常进补时去掉为好。

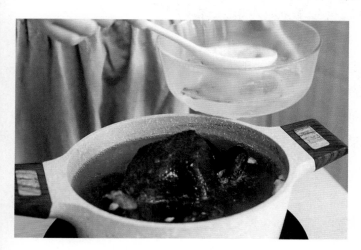

3. 乌鸡处理干净，除去内脏，去掉鸡屁股后，凉水下锅焯水。焯水时可以放一些生姜或者料酒，帮助去除肉腥味。

4. 焯好后捞出，把处理好的人参、当归和龙眼肉塞入鸡腹内。

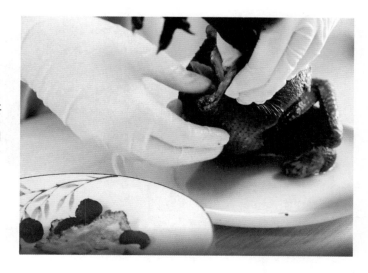

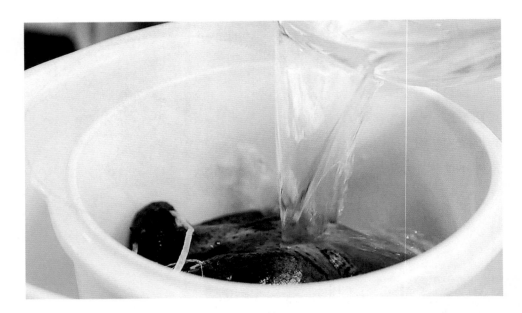

5. 我们用的是隔水炖的方法，将鸡和剩下的人参须放入锅中，内锅加入温水（冷水易使焯过的肉回生，导致肉的口感比较柴），外锅加入热水（可以缩短烹饪时间），煲汤模式定时为水开后炖 3 小时。或用砂锅在火上煲汤，水开后转小火慢炖 3 小时即可。

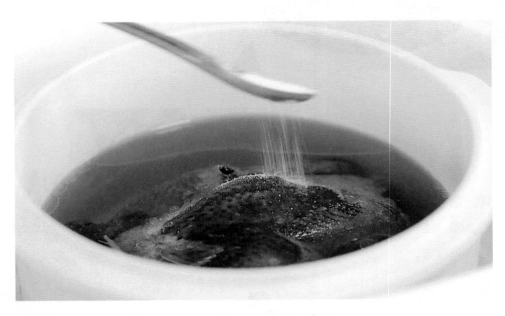

6. 时间到后，调入适量食盐，搅拌均匀，撕开鸡肉，即可盛碗享用。

这道汤不仅毫无苦味，味道还十分甘美醇香，再配合口感细嫩、入口即化的乌骨鸡肉，堪称冬日盛宴。

2）乌鸡汤，堪称美食版的名方"归脾汤"

其实，看这道汤的食材，人参、当归、龙眼肉，您就知道这道汤有多么滋补了。这三味药在治疗心脾两虚、气血不足的著名方剂归脾汤中被搭配应用，所以这道汤非常适合在年底因为操心劳累太过、消耗太多，有气短心悸、失眠健忘、体倦乏力等症状的人食用（如果嫌麻烦，服用归脾丸调补一下也可以）。

人参的功效是大补元气，复脉固脱，补脾益肺，生津养血，安神益智。

我们这道汤里使用人参，取其归心经，能补益心气、安神益智的功效，对经常劳心耗气导致的心气不足、失眠健忘等有非常好的补益调理作用。尤其是对于平素气虚的人，在秋冬季节非常适合以煲鸡汤的形式来服用，一般用生晒参就可以。

当归的功效是补血活血，调经止痛，润肠通便，有"血中之圣药"的美称。

现代人的工作和学习强度比较大，易耗伤心神，思虑过度，而劳伤心脾，会导致心脾气血不足。中医认为"气为血之帅，血为气之母"，气血是互生的关系，所以养血与补气相配合，对身体的补益效果会事半功倍。

中医在讲养血、补血的时候，首先就会想到当归。许多著名的补养气血的方剂中都用到了当归，比如，四物汤、当归补血汤、人参养荣汤等。

另外，中国人自古以来就喜欢用当归来做食疗调理身体，比如，医圣张仲景在《金匮要略》中记载的一道著名药膳——当归生姜羊肉汤。

龙眼肉能补心脾、益气血、安神，且不滋腻，常与人参、当归同用，治疗心脾两虚、气血不足、心悸怔忡、失眠健忘等。

民国名医张锡纯认为龙眼肉可以"滋生心血""滋补脾血"，所以在遇到心脾血虚的人时，就会用到龙眼肉。

乌鸡与普通鸡肉的性味归经和功效稍有不同，乌鸡性平，能补肝肾、清虚热、益脾胃，主治阴血不足、血虚经闭、肾虚或脾肾两虚。乌鸡与当归是煲汤的好搭档，对于女性血虚导致的闭经有很好的调理作用。

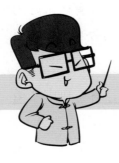

罗博士叮嘱

❶ 此汤男女皆宜，对症即可食用。

❷ 外感期间不宜进补，痰湿体质和体内有热的人也不建议服用，孕妇忌服。

• 睡不够、精神差，喝人参灵芝炖乌鸡汤

现在，很多人每天睡得早、起得晚，可第二天还是困倦不堪、无精打采，仿佛缺少生气，能坐着就不站着，坐着的时候也不能挺胸直腰……

其实，造成慵懒困倦状态的原因有很多，比如，阳虚、气虚、水湿重等，这些原因往往又互为因果，相伴而生。

基于此，我给大家推荐一款有效调理气虚、阳虚导致的精神欠佳、睡不够、手足不温症状，可以起到温中补阳、补气安神作用的汤——人参灵芝炖乌鸡汤。

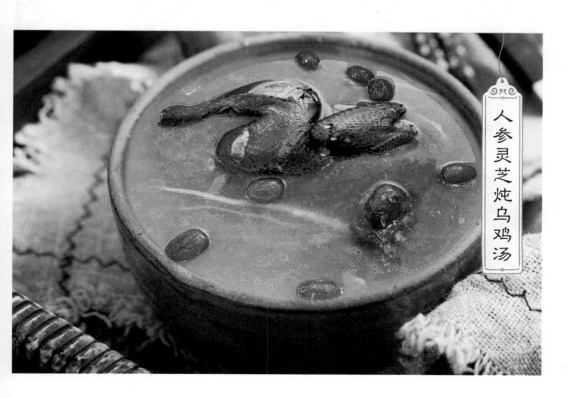

人参灵芝炖乌鸡汤

人参灵芝炖乌鸡汤

配方：

人参（红参片）10克、灵芝20克、大枣6枚、生姜3~5片、乌鸡1只（3人份）。

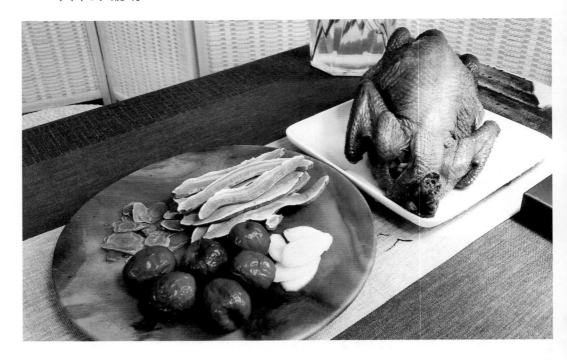

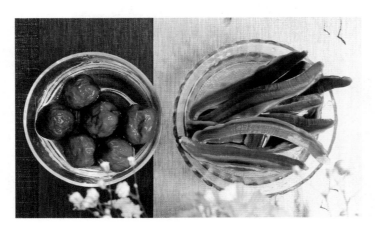

做法：

1. 把大枣、灵芝和人参清洗一下，浸泡一会儿。

2. 清除乌鸡的内脏和鸡头、鸡屁股后，热水下锅焯水。在水中放入削下来的生姜皮，更好地去除肉类食材的血沫和腥气。

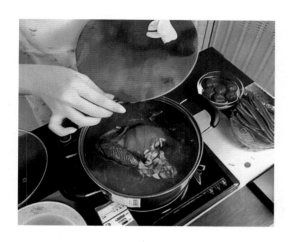

3. 焯好后捞出静置，注意控出鸡腹内的水，小心烫手。

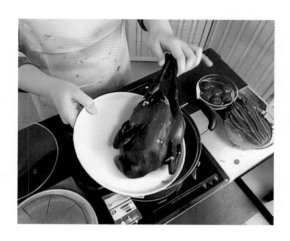

4. 将泡好的大枣掰开，待用。

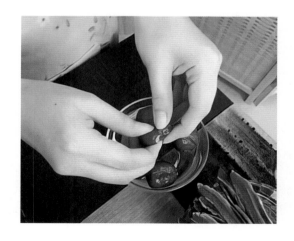

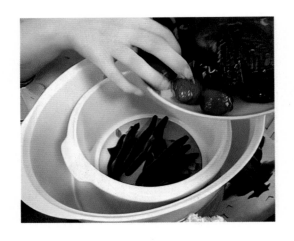

5. 把人参、灵芝、大枣和生姜倒进锅里。

6. 添足量温热的水,防止鸡肉被凉水激回生,盖好盖子。

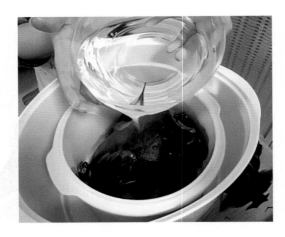

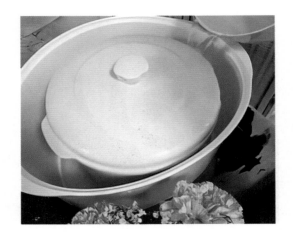

7. 外锅也添好水,盖好盖子。选择快炖模式,定时1.5小时即可。

叮嘱： 1. 炖汤的时间都是从水烧开之后开始计算。

2. 选择隔水炖的方法，是因为隔水炖的内锅水汽不会流失，可以最大程度地保留食材的营养和药用价值。您也可以直接用砂锅煲汤，大火烧开后转小火慢炖 1.5 小时即可。

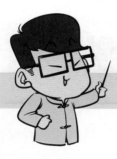

这道汤水的味道微苦，鸡肉的味道甘醇，总体上这是一道十分香浓的汤，您可以在周末做来尝尝。

罗博士叮嘱

❶ 痰湿体质与阴虚体质的人不适合服用这道汤。

❷ 孕妇和小孩禁食。

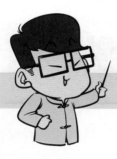

冬季篇

十七、冬天，阳虚的朋友如何过冬？

1 冬天，阳虚的朋友容易出现什么问题？

立冬是一个非常重要的节气，它的到来，告诉我们天气真的寒冷了。

阳虚之人该如何度过冬天呢？

通常，阳虚之人总是感觉自己怕冷恶寒；面色苍白或发黑；肢体清冷，一年四季手脚都是冰凉的；小便清长，大便容易溏薄（尤其在着凉以后）；嗜睡，白天总是昏

▲ 阳虚舌象

昏欲睡，提不起精神；夜尿多；性欲减退，性功能减退；舌淡，脉迟弱。

其实，阳虚之人最佳的养阳的时期是夏天。

夏天的天气温暖，可以达到最佳的补阳效果，从而把阳气的阈

值提高。等到了冬天，阳气的曲线虽然有所下降，但是整体还处于高水平。因此，三伏贴，都是在三伏天用的。

夏日养阳，到了冬天才容易度过。如果夏天没有养阳，则阳虚之人到了冬天会比较难过，此时更会怕冷，也更容易被寒邪伤到。

• 冬天，阳虚的朋友要注意什么？

到了冬天，阳虚之人要尽量避免接触风寒，因为这类人稍有着凉，造成的影响会比其他人大。

那么，避免接触风寒都有哪些需要注意的呢？

1）每天更换鞋垫或用热鞋器保持鞋子干燥温暖

在北方生活的人，要注意每天更换鞋垫，最好连鞋都换。因为脚上出汗，鞋垫很容易潮湿，如果夜里鞋子没有干燥，第二天再穿会导致脚部寒冷。

有一种叫热鞋器的东西，可以在夜里让鞋子干燥温暖起来，有需要的人可以买一个使用。所谓足下暖，一身暖。

2）随时根据天气增减衣服，注意保暖

阳虚之人外出，要随时根据天气增减衣服，尤其是寒流来袭时，要注意保暖。

此时穿的衣服，最好不要选择化纤的料子，尽量穿天然料子的衣服，这是我的体会。化纤的料子虽然耐穿，但是外面冷，衣服也会凉，而且透气性差，容易将汗气留在里面，这样容易让人感受寒湿。而棉布、羽绒、皮料等，透气性、保暖性较好。

3）常晒太阳

我见过阳虚的老人，早晨出去锻炼，导致心脏病发作的。

因此，阳虚之人要注意尽量避免早起和夜里出行，以免接触严寒。如果真的要出行，最好在出门前喝点儿热汤。

此外，阳虚的朋友，也可以经常晒晒太阳。

如果您仔细体会，就会发现冬天的寒流是一拨接一拨地从北方向南方扫荡，在没有寒流的日子，温度会回升。然后过了几天，寒流又来了，各地急速降温，大家马上又开始感觉寒冷。

而寒流来侵袭的日子，什么样的人最容易受伤呢？首当其冲是阳虚之人，因为其阳气不足。

• 冬天，心阳虚的人可能会犯什么病？

心阳虚之人，心脏的阳气不足，缺乏推动、温运的力量。

前一段时间一位朋友跟我说，他遇到了一个紧急的情况，突然左胸剧痛，逐渐往左边肩膀、胳膊放射，后背也朝着肩膀放射，特别疼，而且这种疼往上面顶，顶到了左边的牙齿。当时他疼得受不了，上网一搜自己症状，吓死了。网上说他的这个情况很严重，于是他赶快去医院治疗。

经过一番检查，心电图显示没什么事，西医也说没什么大的问题。于是，他就问我这是怎么回事。

我说，有的时候心脏会出现这样的情况，类似左胸部疼，然后向左肩部放射，再往胳膊上放射，有的往上顶，后背处的肩膀疼，这是典型的心脏出现问题导致的疼痛，要引起重视。有的人以为是胳膊疼或牙疼，都不是，而是与心脏有关。

为什么去医院检查，心电图显示没有什么问题呢？

人在发病时心电图能够抓到心率的改变，但您发病的现象过去以后，心电图未必能检测得出来。所以，心电图显示没事，不代表心脏一定没事。结合患者说的，自己吃了寒凉的东西以后才出现此现象，我觉得这是心阳不足引发的心脏问题。

一旦您发现自己也有类似情况，要引起重视。您可以赶快用热水泡脚，注意保暖，同时服用点儿温阳的药物，来有效保护心脏。

像这样的情况，我在冬天已经见过很多了，有的人甚至会出现危险的情况。所以在冬天，心阳不足的人一定要注意养护身体。

一旦一个人的阳气不足，落实到心脏上则会引起心脏特有的疾病。

那么，心阳不足的人会怎么样呢？

这类人一到了寒冷的环境里或天冷的时候，或者吃了一些凉的东西就会感觉胸闷、憋痛、心脏疼，然后开始出现心悸、心脏乱跳、出冷汗（不是浑身发热的汗，而是浑身发凉的汗）、怕冷、肢体疼痛的情况。有时，心脏的疼痛会让人有一种濒死感，感觉要死了一样。这种疼痛像压榨性疼痛，特别厉害，偶尔会觉得气往上冲。有的人去检查，可能会有心律失常、冠心病或充血性心力衰竭、休克等情况，还有的人甚至会死亡。

一般来说，心阳不足的朋友都有以下表现。

1）心神不足，总是很困倦，觉得没有心力想问题

中医认为"心主神明"，所以心阳不足的人关于思考问题的功

能会下降。

如果没有阳气的鼓动、推动，人就会不振奋，从而精神和意识等会处于低迷的状态。大部分这样的人，一到冬天就会昏昏欲睡，没有力气，总是很困倦，觉得没有心力想问题，什么事听多了会说"别问我，我没精力想，别问我这事"。甚至有的司机跟我讲，自己怎么一到了冬天就反应特别慢，好像打方向盘往左拐都很慢。

中医讲肾阳不足，"但欲寐"。心阳不足的人就是这样，白天总想睡觉——这是心神不足之人的第一种常见表现。

2）怕冷，手脚冰凉

心阳不足的人，会浑身冰冷，手脚容易冰凉，因为血液传递不过去。这类人总是觉得到了温暖的地方才舒服，一到冷的地方就不自在，甚至有的人一到冷的地方或者喝杯凉水，都会立刻感觉心脏疼痛。

别人在冬天穿得稍微少点儿没什么事，但心阳不足的人必须多穿（尤其胸口处），否则的话会觉得冷得受不了。

心阳不足的人因为体内推动血脉的力量不足，所以天一冷，肢端（身体边端）的血液就少，严重的会出现手指尖发青的情况，这就是气血运行不畅所致。这类人的舌质青紫色，因为血脉不畅，体内有瘀血形成；脸色也呈青紫色，稍微一到冷的地方，嘴唇的颜色也会变得发紫了——这是心阳不足之人的第二种常见表现。

3）心脏疼痛

心阳不足之人，所有症状里最重要的是心脏疼痛，这是心阳不足之人的第三种常见表现。

心阳不足之人一旦受寒了，心脏会疼痛，然后开始大汗淋漓，同时会觉得呼吸憋闷，喘不上气，四肢逐渐变得冰冷，神志开始模糊。这时候，摸脉已经快摸不到了，此时的情况非常危急。

尤其是心阳不足的老年人，在冬天特别容易出事。

日本曾经统计过，冬天老人洗澡去世的人数非常多，所以日本人专门研究该怎么洗澡。实际上这种情况就是心阳不足，温度突然变化，老人的心脏受不了了导致的。

因此，心阳不足之人一旦到了冬天喝一杯凉水，或者吹了一下冷风就会出现心脏疼痛的情况，您一定要引起重视。这绝对不是小事，要从此开始温阳——温通血脉，调整状态。

• 心阳虚是怎么引起的呢?

心阳不足的人一定是心脏的气血不足，也就是正气不足。

为什么会正气不足呢?

原因有很多，有的人平时缺少锻炼，脾胃虚弱。再加上饮食劳倦，比如，您每天不好好吃东西，把脾胃伤了，您的正气一定是不足的，甚至有的心脏有问题的人，多吃一顿饭都不行。

思虑过度是最伤心神的。现代人劳伤心神的特别多，每天都在想事情。冬天本来是避藏的时节，大家应该好好休息，但是现在的人年底都在"冲刺"，白天玩儿命地刷业绩，晚上还得应酬，耗伤心神——这也是伤害心阳的一种表现。

如果患了其他疾病，也会消耗正气；再加上七情内伤，如各种情绪波动，都会导致气血逆乱，最终都会消耗我们心脏的气血。

心脏气血不足以后，会逐渐朝着阳虚发展。如果这个人素体阳虚，再加上冬天易有的寒湿，则会出现凝滞心脉的情况，从而导致心阳不足。

从根本上来讲，心阳不足是自己正气不足导致的，而且越消耗越厉害。再加上外界天气变化的影响，最终就会导致您出现心阳不足的情况。总的来说，心阳不足发病的诱因是什么呢？

第一，天气变冷，保暖不足

一旦天气突然变冷，您没有及时增加衣物，就容易被寒邪伤到身体。

此时，不管您被寒邪伤到了身体哪里，就算伤的是四肢，寒邪都有可能传递到心脏，因为血液在循环。如果您的衣服穿少了，直接被寒风吹到心脏的部位，则影响更大。

第二，贪食寒凉又过度劳累

如果您吃寒凉的东西，吃完心脏疼得不得了，就不能再吃了。

寒凉的东西包括寒凉的药、寒凉的食物等。有的人在冬天吃西瓜，吃完了感觉心脏疼得不得了，这时候您就不能再吃了。也有的人在冬天喝了一杯凉饮料，心脏就开始疼了。

这些都是危险的来源，一旦您觉得心脏不舒服应该马上喝热水、姜汤，赶快把心脏暖过来，否则会有危险。

如果您在这个基础上，再加上劳累，如天天熬夜、夜夜笙歌，再一受寒，则身体会雪上加霜，导致心阳不足的人发病——胸闷、心脏疼痛等情况出现。

一旦您出现受寒刺激导致的心脏疼痛的情况，则要注意温阳，因为身体的危险已经爆发出来了。

• 心阳虚的人应该如何保养？

心阳虚的人，可以在平时没事就做做艾灸；冬天穿暖和点儿；经常用热水泡泡脚，可以往水里放点儿川椒或直接用川椒熬水泡脚，或者放点儿艾绒都是可以的；还可以吃点儿姜糖类的制品。

另外，我建议心阳虚的朋友可以在平时喝点儿酒，比如，用温热的中药泡的药酒，如果您能每天稍微喝一点儿（最好温热了喝），可以促进血液循环。

在中药里，像人参、鹿茸、巴戟天、菟丝子等温阳的药有很多，补气的药也特别多，大家可以用药材泡点儿酒，天天喝一点儿，温通血脉，对身体特别有好处。

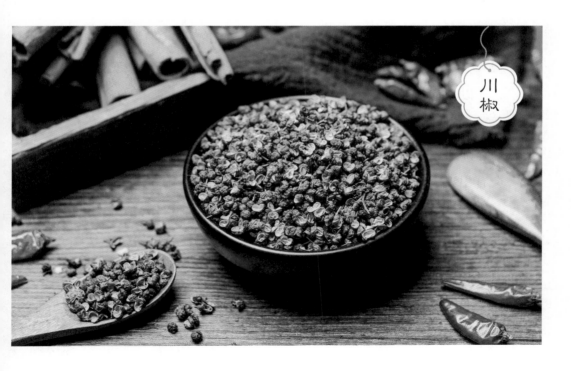

川椒

需要注意的是，心阳虚之人一定要注意养护自己的身体，知道危险在哪，知道这个界限以后，您在冬天就能够平安度过了。

2 冬天，肺、脾、肝、肾阳虚的朋友如何保养？

• 冬天，肺阳虚的朋友如何保养？

肺阳虚的情况多见年高体弱或者久病之人，同时阳虚之人也会肺阳虚。

肺阳虚的情况，多因久咳、久哮、久喘，使肺气耗损而致，或者是服用寒凉伤肺之药，外加寒邪伤肺所致。

通常，肺阳虚之人会出现这些症状：

咳吐涎沫，质清稀量多，形寒肢冷，自汗。背寒如掌大，易感受风寒，或稍作劳累即作哮喘，或作喘促，或作感冒。平素神疲乏力，短气不足以息，头眩，口不渴。舌质淡，苔白滑润，脉迟缓或虚弱。

以上症状，一旦到了冬寒季节会明显加剧。在具体的疾病上，会导致出现肺痿、哮喘、肺胀、风寒感冒等疾病。

肺阳虚之人，在东北地区比较多见。一般到了冬季，中医门诊会有相当一批患者，都是肺阳虚导致的呼吸系统疾病。

对于这部分人，一定要采用温肺补肺的思路调理。最好在夏天开始调理，则会事半功倍。建议您在夏天可以使用中医的三伏贴，对这种情况效果不错。

• 脾阳虚的人如何保养？

我们的身体，一旦脾阳不足，会出现以下症状：

畏寒肢冷、食欲减退、脘腹冷痛而喜温喜按，大便清稀，或水泻完谷不化，或久泻久痢，面色虚白、倦怠神疲，口淡，喜热饮，或泛吐清涎，或浮肿、小便不利，或妇女白带量多而清稀，舌质淡胖或有齿痕，舌苔白滑，脉细迟弱。

通常，这些症状会在天气变冷后，越来越明显。每当寒邪侵袭，则非常容易出现上吐下泻、腹痛胃痛的情况。而平时，脾阳不足之人，在吃生冷的食物之后，会感觉到明显的不适。

脾阳不足之人，可能是日常最容易见到的了。对于这样的人，一定要注意养护，尤其是饮食方面，最好能够温阳，同时避免食用生冷，让身体逐渐恢复。

• 肝阳虚的人如何保养？

现在，对于肝阳虚，历代医家论述的不多。但我觉得，人体所有的脏器都是有阴有阳的，肝脏当然也不例外。

肝阳虚之人，表现在肝的生发功能不足，肝木郁陷，出现肝经失煦，导致经络不通的情况，从而引发腹痛、腰痛、男性疝气、女性小腹痛。筋膜失于温煦，则导致四肢蜷缩疼痛拘急，这也是一种肝风内动。同时，肝血失于温煦，导致肝血凝滞、浊邪内生，从而出现腹痛、腹胀、失眠多梦、夜里癫狂等症状。

我曾经研究过夜里癫狂的医案，这些患者白天一切正常，夜里会出现躁动、精神不安的症状。在判断其是肝阳不足之后，医家都是用吴茱萸汤之类的方剂治愈的。

• 肾阳虚的朋友如何保养？

肾阳虚之人，命门之火不足，会出现这样的症状：

神疲乏力、精神不振、活力低下、易疲劳；畏寒怕冷、四肢发凉（重者夏天也凉）、身体发沉；腰膝酸痛、腰背冷痛、筋骨萎软；性功能减退、阳痿、早泄；小便清长、余沥不尽、尿少或夜尿频多；听力下降或耳鸣；记忆力减退、嗜睡、多梦、自汗；易患腰痛、关节痛等；易患骨质疏松症、颈椎病、腰椎病等；虚喘气短、咳喘痰鸣；五更腹泻，或者便秘；身浮肿，腰以下尤甚，下肢水肿；须发易脱落、早白；形体虚胖或羸瘦；反映在面部则色青白无光或黧黑。

肾阳虚之人的不舒服，在冬季感觉会更加明显。有的人一到冬季，就开始感觉白天困倦不堪，夜里夜尿增多。一旦寒邪来袭，则更容易出现问题。

其实，我们身体整体的阳虚，具体会反映在各个脏器上，有时会有所偏重，所以在调理的时候，需要根据各个脏器的反映来具体调理。

中医对此有着大量具体的方剂与之对应。如果您自己无法判断自身到底是哪里出了问题，也可以反过来思考：**实际上，只要从整体上温阳，对各个脏器的阳虚也是非常有好处的。**

3 在冬天，阳虚的朋友要如何调理？

•宜常吃温阳的特制羊肉汤、金匮肾气丸等

　　食疗是养生的重要方法，阳虚之人一定要重视食疗。冬日在进补的时候，要时时照顾自己的阳气。您可以经常用一些补阳的食疗方法，比如，吃点儿羊肉火锅，在火锅的汤料里放入一些温阳的药物，有的人干脆放一丸金匮肾气丸，我觉得这种方法不错。

　　在此，我给阳虚之人推荐一款适合冬天喝的羊肉汤，您在平时可以常喝此汤来温阳。

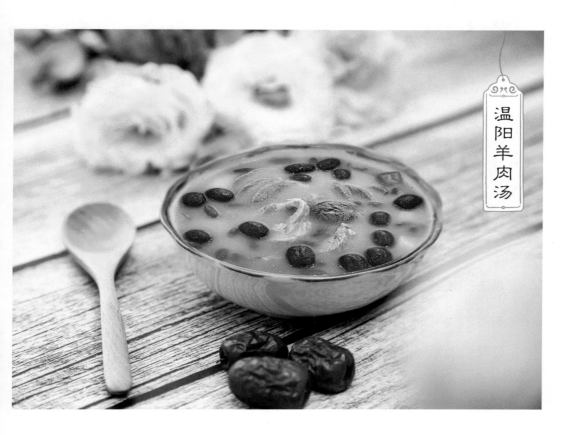

温阳羊肉汤

温阳羊肉汤

食材：羊肉 500 克、山药少许、生姜 1 块、当归 10 克、枸杞子 10 克、鹿角霜 10 克、大枣 10 枚。

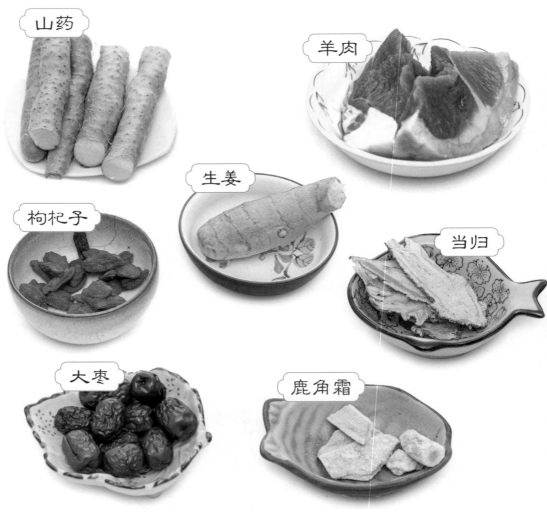

做法：将山药、生姜切片，加上述药材一起煲汤，开锅 40 分钟即可。

用法：一周喝一次。

叮嘱：此汤孕妇忌服。

此方可以起到温阳散寒、补脾益肾的功效。

羊肉性温，入脾、胃、肾经，其温中健脾、补肾壮阳、益气养血的效果非常好，对于脾胃虚寒、阳气不足的人来说，是冬日进补的首选食材。

方中的当归为补血圣药，性温，入肝、心、脾经，能补血活血、调经止痛，治疗因血虚、瘀血导致的月经不调、经闭痛经和血虚导致的肠燥便秘。

枸杞子性平，入肝、肾经，可以滋补肝肾、益精明目。

方中的鹿角霜是什么呢？

我们时常听说的鹿茸是鹿头上生长的角，准确地说，是鹿科动物梅花鹿或者是马鹿的雄鹿头上，还未骨化的密生茸毛的幼角。鹿茸性温，可补肾壮阳，强筋健骨。跟鹿茸不同的是，鹿角是已经骨化了的角，或者是锯掉鹿茸后，第二年春天脱落的角基。鹿角性温，功效是温肾阳，强筋骨，行血消肿。

而这道汤里用的鹿角霜，是鹿角去胶质以后的角块。鹿角霜性温，味咸、涩，归肝、肾经，可以温肾助阳、收敛止血，能够治疗脾肾阳虚、遗尿尿频，以及女性白带过多、崩漏下血、疮疡不敛，总之也是一味温补阳气的好药材。

• 阳虚之人，可以喝黄酒、同仁堂的鹿鞭酒等

酒是阳虚之人在冬季的好伙伴。

但在众多酒里，葡萄酒的药性有些凉，阳虚之人最好不要喝。黄酒、米酒的药性是温热的，可以喝一些。

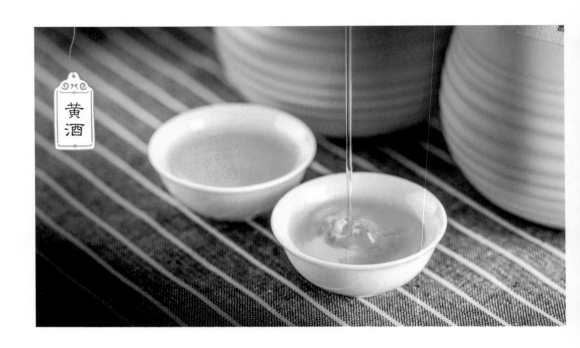

黄酒喝的时候，我建议您可以往酒里放点儿姜丝，再放一个话梅、一把枸杞子，温热一下再喝，可以温经通络，是保养的好方法。

现在的白酒有很多，最好配上温阳的药材，做成养生酒，这样喝起来才好。现在很多人把白酒当作拼酒的工具，这是不好的。同仁堂有一款鹿鞭酒，温阳的效果不错，尤其对阳虚男士非常有效。只是注意，您喝了以后，要保持清心寡欲，才能在冬日达到将精气封藏于肾的功效。

对于阳虚的老人，如果有条件，我建议您最好去南方避寒，《黄帝内经》所言"去寒就温"是也。

总之，阳虚之人，在冬季要注意尽量保存实力，不让自己被寒气伤到。在这个对自己最不利的时机里，抓紧机会改变体质，让自己不再阳虚，这是最终的目的。

十八、冬天，阴虚的人如何过冬？

之前我讲过，不同体质的人，在不同季节时身体的反应是不一样的。那么，阴虚体质的人，该怎么过冬呢？

到了冬天，阴虚体质的人的身体会虚热。我在前面提到过，这类人在夏天是比较难过的。因为夏天天气热，容易导致阴液亏虚，阴虚之人在夏天会出现种种热证。

有人问："到了冬天，天气凉了，阴虚之人该感觉舒服了吧？"

答案是：不一定。实际上，阴虚的朋友很容易出现外寒内热的情况。这种情况，表面看着问题不大，可是自己会感觉很不舒服。

1 冬天，阴虚的朋友容易出现什么问题？

所谓的"阴"，指体内的主静、主润的物质基础，比如，血液、津液等物质。

所谓阴虚，就好比是汽车发动机的润滑油不足，或者是降温的水箱里的水不足。这样，发动机在运转的时候，就会越来越热。

在人的身体里，阴和阳是平衡的，互根互生。当阴缺乏，阳就会显得多余——多余的阳，就会表现为虚热。所以古人说，"阴虚则生内热"。

这种虚热与外来多余的热不一样，外来的邪热或者是痰湿郁结等导致的热，是真的多余，需要清掉。而这种虚热需要滋阴，令阴与阳配，两者平衡，才会使得虚火消失。

• 阴虚的人身体有什么表现？

阴虚之人的身体表现

1. 眼睛感觉干涩，总是觉得眼睛热。
2. 口干，总想喝凉的水或者饮料，觉得这样解渴。
3. 手脚心热，有的时候甚至感觉手脚怎么伸都不舒服。睡觉时总是想把手脚放在外面。
4. 心烦，容易发火，觉得心里面燥得厉害。
5. 身体里面感觉发热，一阵阵地往外发。
6. 晚上睡觉的时候会盗汗，可能第二天枕巾、床单都是湿的。
7. 总是觉得腰酸，膝盖发酸、发软。
8. 脱发，耳朵里会有尖锐的声音，晚上会更加严重。
9. 容易大便干燥，小便发黄。
10. 舌红苔薄，甚至无苔。脉搏跳动得快。

下面是比较典型的阴虚之人的舌象，舌头颜色发红，薄苔或无苔。

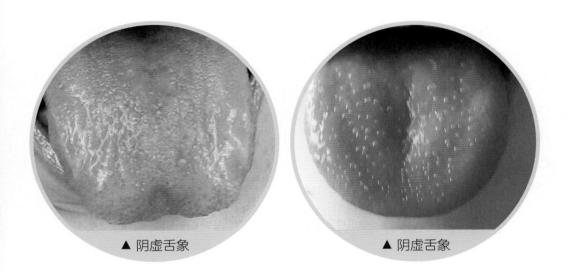

▲ 阴虚舌象　　　　　　　　　　　　▲ 阴虚舌象

• 在冬天，阴虚之人最大的特点就是外寒内热

阴虚之人的体质是怎么形成的呢？

首先，遗传的因素占了一定比重。比如，父母是阴虚体质，孩子往往也容易形成阴虚体质。

其次，后天的熬夜消耗等，也容易产生阴虚体质。

最后，吃了过于辛辣的食物或者药物，也会逐渐伤阴，导致阴虚体质。

在冬天，阴虚之人最大的特点，就是外寒内热。

所谓外寒，是因为阴虚之人体内津液、精血不足，从而导致手脚冰凉。这些精血与津液，可以起到濡润温养身体的作用，一旦缺乏了，温煦身体的载体会不足，这种情况很容易被误认为是阳虚。其实不是，阴虚之人夏天手脚心热，但是到了冬天，会像阳虚之人一样，也感觉手脚冰凉。

同时，阴虚之人津液匮乏，内热严重，到了冬天，阳气开始向体内潜藏，导致热郁于内。此时，虽然感觉体表清凉，但是内热，心烦，口干，想喝凉水，觉得心里面有团火。越是到了傍晚，这种感觉会越严重。

2 冬季，正是养阴的好时节

《黄帝内经》讲："夫四时阴阳者，万物之根本也，所以圣人秋冬养阴，以从其根。"

万物皆有升降沉浮的规律。秋冬的时候，阳气开始潜藏，收回体内的阳气需要阴气配合，才能起到冬天封藏的效果。但是阴虚之人阳气入内，阴气无法配合（阴不足），这会使得人体内部燥热。

因此，秋冬季节要注意养阴，才能使得阳气很好地潜藏，到了来年春天才能生发得更好。 而阴虚之人，此时尤其需要滋补阴精。

• 阴虚之人，冬季宜常喝熟地脊骨汤

此时，阴虚之人可以用熟地黄来滋补阴精。我给大家推荐一道适合冬日滋补的汤——熟地脊骨汤。

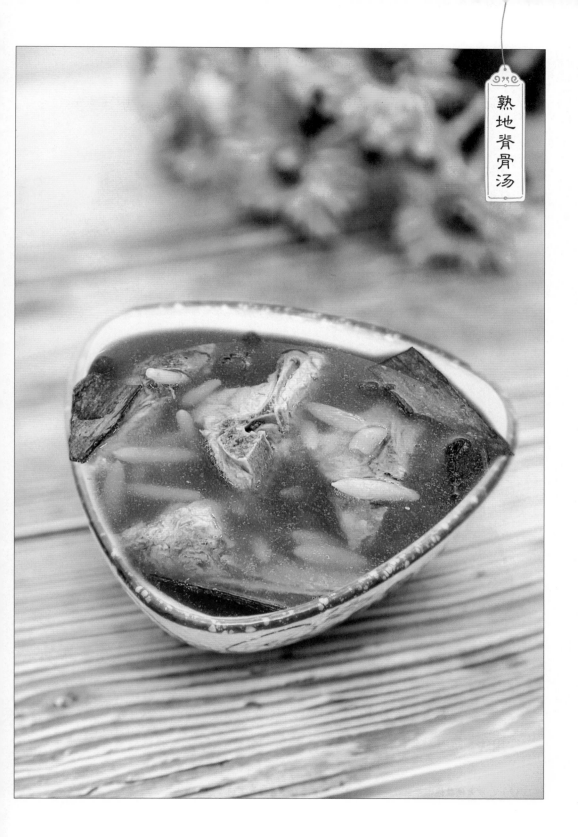

熟地脊骨汤

熟地脊骨汤

配方：熟地黄30克、枸杞子9克、麦冬9克、茯苓9克、肉桂3克、
猪脊椎骨数节。

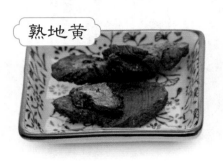
熟地黄

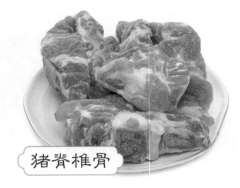
猪脊椎骨

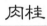
肉桂

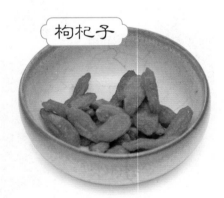
枸杞子

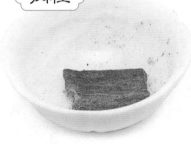
茯苓

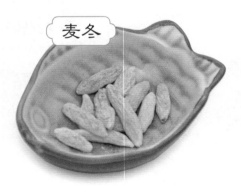
麦冬

做法：用上述药材和食材煲汤，可以
加入盐等调料，开锅40分钟即可。

用法：可以一周服用一次。

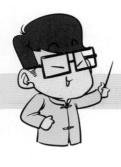

❶ 猪肉用鸭肉替换也可以。

❷ 此汤孕妇忌服。

这个方子里面，以熟地黄为主，来滋补阴精。

在中医的经典方剂金匮肾气丸和六味地黄丸里面，都是以熟地黄为主的。我认为，熟地黄是滋补阴精的无上妙品，无能出其右者。对于肾精亏虚之人，离开了熟地黄，恐怕难以再有更好的选择了。

十九、冬天，痰湿重的人如何保养？

1 冬天，痰湿重的朋友身体都有哪些表现？

现代人，痰湿体质的非常多。那么，我们怎么判断自己是不是痰湿体质呢？一般痰湿体质的人是什么样子呢？

• 痰湿重的第一个表现：舌苔厚腻、舌形胖大

痰湿体质的人舌苔非常厚腻，黏黏的，还有很腻的感觉，舌头的形状容易胖大。

舌苔薄或者没有舌苔的人，是痰湿体质的可能性非常小。而舌苔厚腻的人，是痰湿体质的比例非常高。

• 痰湿重的第二个表现：身形肥胖，尤其肚子大

从形体上来看，痰湿体质的人是胖子的比较多，大部分都是肚子很大的人，用手一捏上去都是软软的肥肉。

像这样的人，往往在春天的时候很着急减肥，因为穿暴露的衣服会很难看。可是，春天减肥是来不及的，最好在冬天就开始调理。

• 痰湿重的第三个表现：白天困倦、晚上打鼾

痰湿体质的人总是容易困倦，白天会非常容易睡着，晚上睡觉打鼾如雷，总是感觉胸闷。这样的人也是痰湿体质的高危人群。

• 痰湿重的第四个表现：身上感觉油腻、痰多、大便黏腻

痰湿之人的身上总是感觉油腻腻的，头皮冒油，身上也总是不干爽。

此外，痰湿重的人大便常常黏腻，会黏马桶。也有个别的人会便秘，总之大便不正常。平时痰也较多，中医管体内黏稠的液体叫"无形之痰"，而咳出来的痰是"有形之痰"，痰湿体质的人外在表现就是很容易咳痰。

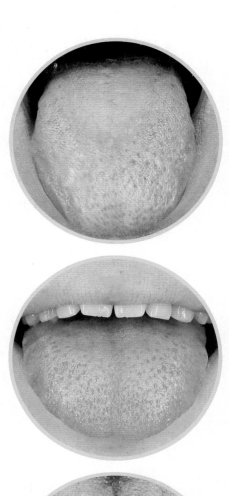

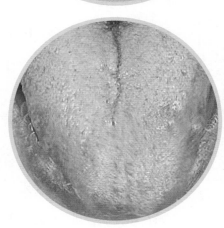

▲ 痰湿舌象

• 痰湿重的第五个表现：喜欢吃肥甘厚味

痰湿体质的人容易喜欢吃肥甘厚味。在我们所讲的"吃货"里，痰湿体质的人非常多。

到底什么是痰湿体质呢？

我认为，痰湿体质的特点就是饮食过剩，身体的正气又不足，无力把多余的养分排出去，滞留体内就成为了垃圾，这些堆积的垃圾就是痰湿。

如果详细划分，还有"痰湿"与"痰饮"之说。

湿与饮都是清稀一些的，容易流动的液体。中医说"积水为饮，饮凝为痰"，如果湿与饮凝聚，变成黏稠的液体，就是痰了。所以，痰与湿，痰与饮，是密不可分的。

因此，中医在化痰的方剂里，往往也会配上祛湿的药物，这样可以更加从根本上祛除痰湿。

2 冬天，痰湿重的人身体最容易犯什么病？

• 冬天，人易患怪病——"怪病多属痰"

痰湿带给身体最大的危害，就是阻碍气血的运行。

您可以观察，基本上百岁老人都是瘦子，极少有胖子，为什么呢？就是因为胖子痰湿重，气血运行有障碍的缘故。

如果具体到身体的各个部位，那痰湿为患就更严重了。

①**痰湿蕴肺**，则非常容易反复发作肺系病变，各种咳喘咳痰，反复感染等。

②**痰阻中焦**，则非常容易导致脾胃的运化出问题，出现没有食欲、脾胃运化缓慢、恶心、大便不正常等。

③**痰蒙清窍**，则容易出现头晕、昏蒙、神志不爽等问题。

④**痰阻四肢**，则容易出现肢体麻木、肿胀、不灵活、温度不均等问题。

中医有句话叫"怪病多属痰"，意思是一些奇怪的疑难杂症，如果从化痰的角度治疗，往往会取得疗效。

中医历史上也确实有很多名医，特别擅长化痰，比如清代的中医大师王孟英，往往用化痰法让人起死回生。

• 小心吃喝，冬天是痰湿特别容易加重的季节

我认为，中医着重调理的是人的身体，主要的任务是帮助人体的气血恢复正常运行。因此，无论您的身体有什么问题，只要您的舌苔厚腻，其他症状又符合痰湿的诊断，那我们第一步做的就是在扶助正气的前提下，化痰祛湿，恢复气血的运行，让您的身体自己去调节。

其实，**每天有很多的人来问我身体的问题，各种病证多如牛毛，甚至有的病我都没有见过。但是，只要您祛除气血运行的障碍，扶助正气，多数情况下，您的身体自己会改善过来的。**

这就是中医调理身体的方法，我们叫"辨证论治"，辨的是一系

列的症状组成的"证"，痰凝就是一个"证"，而"证"带来的症状才是肥胖、头晕、神昏、痰多等。这些症状，现在往往管它叫"疾病"。

冬天天气寒冷，人们运动少，而且现在生活条件好了，又容易肥吃肥喝，所以这是一个痰湿特别容易加重的季节。

而且，中国人最重要的节日——春节就在冬季。春节对于很多人来讲，也是欢聚猛吃的时刻。所以，一到春天，人们就会惊奇地发现：哎呀，我又胖了好多啊，去年的衣服已经穿不了了。

3 痰湿重的朋友如何过冬？

• 想方设法补正气

痰湿重的人正气一定不足，才会导致痰湿聚集，无力化开与排除。

因此，痰湿体质的人，尤其是寒证的痰湿，一定要扶助正气。

• 吃饭时心中一定要有数

过去说"冬吃萝卜夏吃姜"，为何冬吃萝卜呢？

这和食物气机的升降有关，冬天容易积食，吃了好吃的又不运动，所以要用萝卜帮助运化。

在冬天，我们吃饭时心中一定要有数，懂得适可而止。这个"止"字是秘诀，吃几口，尝尝就行，不要多吃。吃多之人，冬季

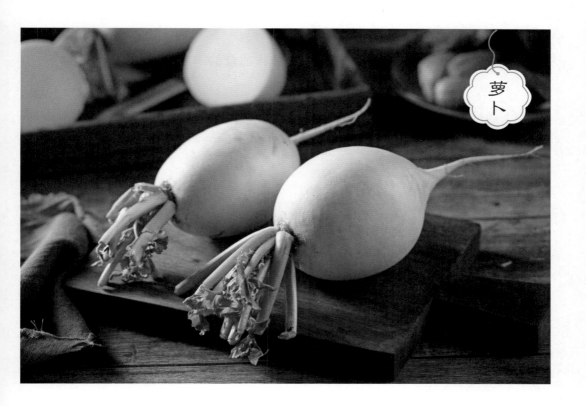

萝卜

会尤其难受，您自己体会一下就知道了。

过去冬天多吃肉是为了抵抗寒冷，现在我们出门有车，房间里也比较暖和，没有必要吃太多肉食。所以，冬季要多吃五谷杂粮，吃蔬菜，吃暖的食物，以清淡为主。如果非要说特别吃点儿什么，我觉得要经常喝点儿萝卜汤，消积顺气。

• 适当运动，不要做流大汗的运动

冬季可能是大家最不愿意运动的季节了，不过，恰恰是冬季要注意保持运动。

但需要注意的是，那种流大汗的运动不适合，一些缓慢的运动，比如，走步、太极、站桩，是非常适合的。在您的身体运动的时候，气血流动快，有助于排除痰湿。

• 不要受寒

痰湿体质的人分为寒热两种：一种是寒凝而来；另一种会发展到痰热体质，面红气盛，油光泛亮，呼吸气浊，这是另外一种变证，而且这种人不怕冷。

单纯的痰湿体质，大多是寒凝而来。大家在冬天需要避免受寒，因为一旦受寒，阳气受伤，则水湿更容易凝聚成痰。

• 宜用二陈汤或温胆汤泡脚，常饮陈皮玫瑰花代茶饮

我建议痰湿体质的人，可以经常用二陈汤或温胆汤泡脚。

基本上您会发现多数化痰的方剂中，都有陈皮这味药。陈皮具有化痰祛湿的作用，可以通畅气机。

很多人都说，自己用陈皮泡水喝了以后，感觉到身体清爽了很多。我之前就观察过，为何广东人往往都比较瘦，很少有大胖子呢？我的结论是，他们做什么菜，都喜欢放陈皮。

因此，我觉得在平时经常喝陈皮茶，也是一种值得推广的文化，这里面既有品香的过程，又有调理身体、化痰祛湿的作用，是一举两得的事情。

最后，给大家推荐一个小方子，痰湿体质的人可以在冬季喝喝，能帮您扶助正气、化痰祛湿、行气理气——陈皮玫瑰花代茶饮。

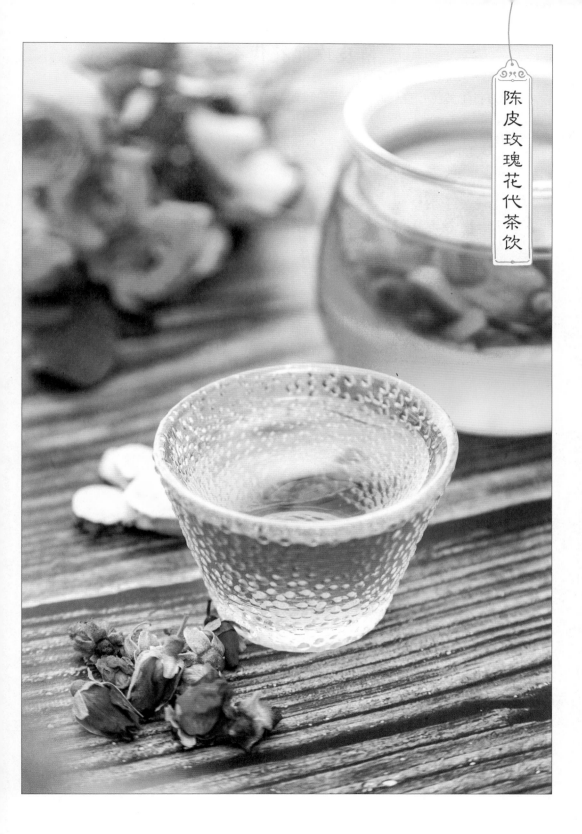

陈皮玫瑰花代茶饮

配方：生黄芪6克、陈皮3克、玫瑰花5朵、枸杞子6克。

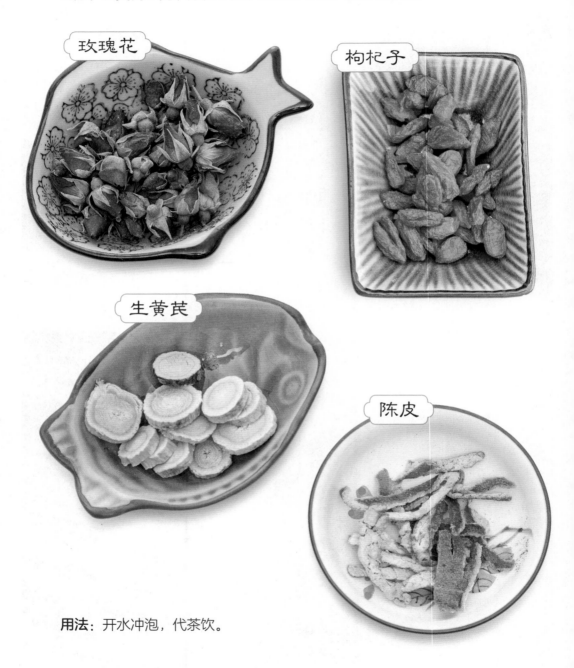

玫瑰花

枸杞子

生黄芪

陈皮

用法：开水冲泡，代茶饮。

二十、三九严冬，受寒后该如何发汗祛寒？

1 身体正气不足，冬天就非常容易受寒

每年进入三九后，气温会不断下降，尤其东北的很多地区最低气温将近零下 20 摄氏度，甚至有的地方已经达到了零下 30 摄氏度以下。在寒冷的天气里，正气不足的人非常容易受寒。那么，一旦受寒，要如何祛寒呢？

在中医治病的方法里，大致有八种方法，分别是汗、吐、下、和、温、清、补、消。其中，"汗法"为第一法，指通过开泄腠理、调和营卫、发汗祛邪，以解除表邪的治法，所以又称"解表法"。

正如《素问·阴阳应象大论》中所云：

其在皮者，汗而发之。

在临床实践中，"汗法"有散寒、退热、透疹、消水肿、祛风湿等作用。"汗法"分为辛温发汗和辛凉发汗两类。感受寒邪者用辛温发汗，感受热邪者用辛凉发汗。

我给大家具体谈谈受寒的发汗法。

•受寒之后，宜喝名医张仲景的桂枝汤

在受寒的时候，身体强壮之人，身体会反抗激烈。这类人可以使用张仲景的麻黄汤来调理，因为身体正气充足，寒邪可以通过发汗而排出去。

对于身体正气不足、防卫较弱之人，则可以用张仲景的桂枝汤来调理。因为现代人身体壮实的比较少，因此桂枝汤是一种常用方。

《伤寒论》记载：

太阳中风，阳浮而阴弱。阳浮者，热自发；阴弱者，汗自出。啬啬恶寒，淅淅恶风，翕翕发热，鼻鸣干呕者，桂枝汤主之。

其中，"阳浮而阴弱"的"阴弱"很关键，因为阴弱会导致阳气不得收敛，所以才会"阳浮"。

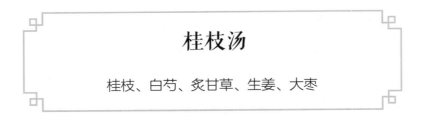

桂枝汤

桂枝、白芍、炙甘草、生姜、大枣

以下是我平时习惯的用量。

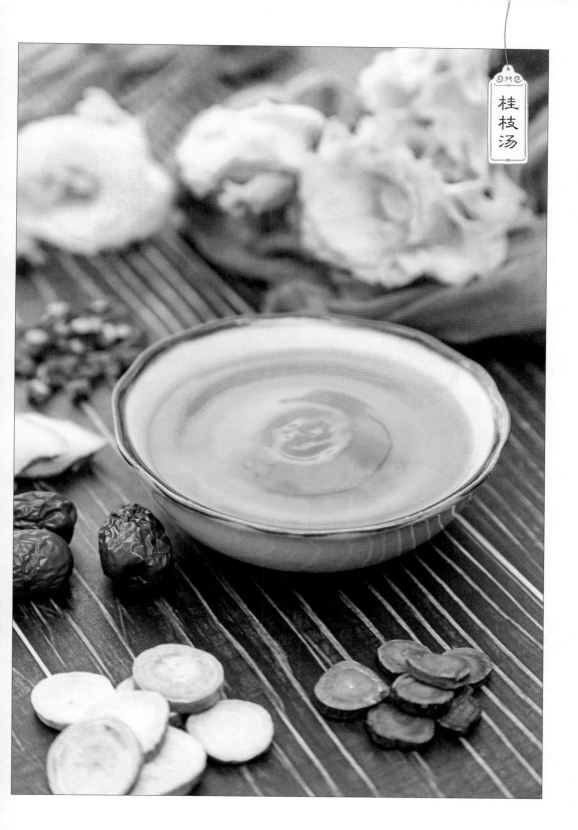

桂枝汤

桂枝汤

配方：桂枝 30 克、白芍 30 克、炙甘草 20 克、生姜 5 片、大枣 7 枚（掰开）。

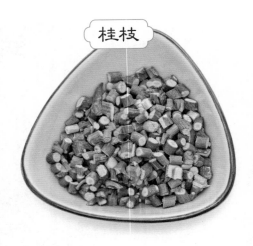
桂枝

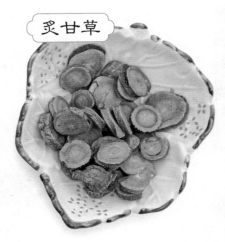
炙甘草

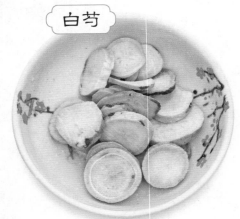
白芍

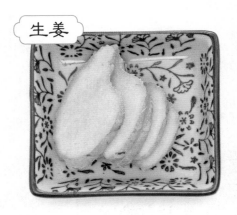
生姜

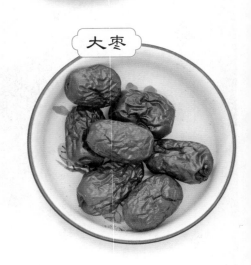
大枣

用法：将上述药材倒入 5 杯水，大火开锅后熬至 2 杯。服用后，最好喝一碗热粥，以助药力。

叮嘱：只要感觉身体微微出汗，剩下的药就可以不喝了。

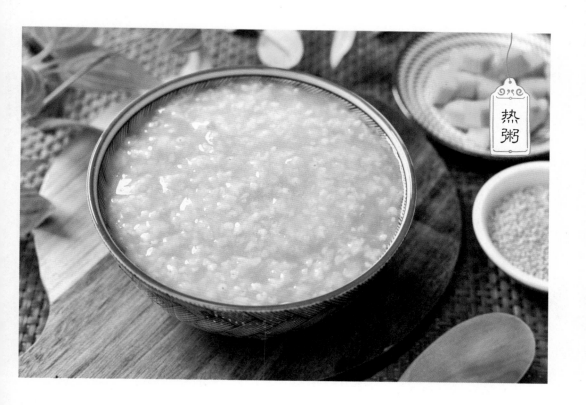

热粥

　　这个方子里面，桂枝与白芍的量是一样的。如果把白芍的量增加一倍，加上饴糖，就变成了补脾的小建中汤。在《辅行诀》里，这个方子叫建中补脾汤，另外加上了牛肉。

　　在小建中汤里，白芍量大，可以敛肝柔肝，肝柔则脾土得舒。所以，柔肝敛阴，以安脾土，是此方的一个重要思路。

　　因此，在调理因为情绪不好引起的脾胃问题时，我们用小建中汤，往往效果不错。

　　而且，张仲景专门告诉我们，在喝了桂枝汤以后，要"啜热稀粥一升余，以助药力。温覆令一时许，遍身漐漐（zhí），微似有汗者益佳"。意思就是让我们喝完药，要喝点儿粥，用于滋补胃气（因为"阴弱"），以为汗源——如果脾胃虚弱，则无法发汗，正如

《素问·评热病论》中说："人所以汗出者，皆生于谷。"

然后，张仲景告诉大家，要让身体微微出汗，不要大汗淋漓。

• 流正汗，身体才好

补足脾胃，使得人体正气恢复，微微出汗，是治疗外感病的一个重要的概念，叫"正汗"。

对于身体虚弱之人，在感受外寒之后，只有发出正汗，外寒才能清除，身体才能恢复。

老一辈著名中医专家李士懋（mào）先生认为：

所云之微似有汗、遍身皆见、持续不断、汗出而脉静身凉这四项标准，就是正汗的标准。若大汗、局部出汗、阵汗、汗出而脉不静身不凉，即为邪汗。

正汗，一定是身体正气来复，营卫之气开始重新正常运行，气血通畅，才会出的汗。这个汗绝对不是强迫身体发出来的，而是正气充足的自然表现。

而要正常出汗，需要达到四个条件——阴充、阳足、脾胃和、经络通畅。

因此，我总是强调发汗不是目的，也不是真的有邪气会随着汗液的排出而流出体外，如果真是邪气随着汗液流出，桂枝汤证的患者，患病的症状之一就是自汗，尤其稍微一运动，自汗更多，按理说邪气早该流干净了。

正汗是一个说明身体正气充足的标志：阴津补充上了，阳气充足了，脾胃生机恢复了，经络开始通畅了。

这个时候，因为您的身体已经很久没有正常运行了，一旦正常运行，会发出微微的正汗，这标志着正气回来了。此时，身体的正气会将寒邪祛除。

因此，当体虚之人感受寒邪之后，针对患者虚损的情况，要滋阴、温阳、调脾胃、通经络，有针对性地令患者正气恢复，皆可以散寒发汗。

2 冬日风寒伤身，喝一碗酸辣汤让身体暖起来

冬日里，一旦寒流来袭，出门一定要从头到脚把自己全副武装起来，否则稍不注意，就会被寒邪给盯上。除了穿衣要保暖，在饮食上，您也可以给自己做一些驱寒暖身的食物。

我给大家推荐一道非常适合冬天喝的汤——酸辣汤。

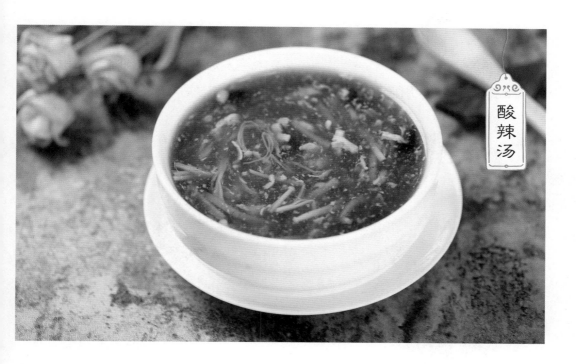

酸辣汤

酸辣汤

配方：猪里脊肉、豆腐、胡萝卜、鸡蛋、香菇、鸡汤、姜丝、葱花、香醋、白胡椒粉、淀粉、生抽、食用油、食盐。

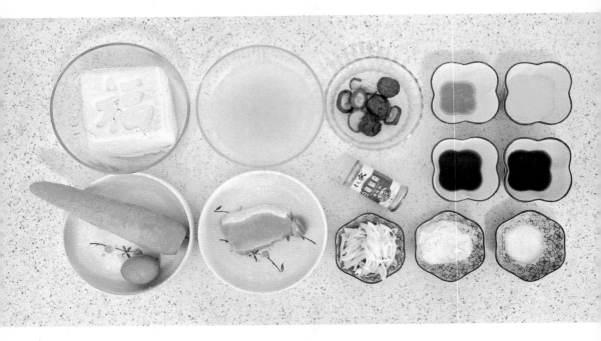

做法：

1. 香菇提前至少半天用水泡发。

2. 将泡发好的香菇切成细条，猪里脊肉、胡萝卜洗净后切成丝，豆腐切成条。

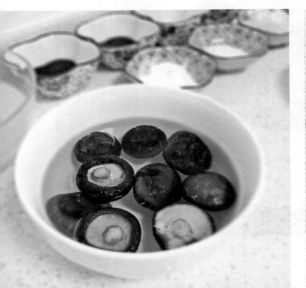

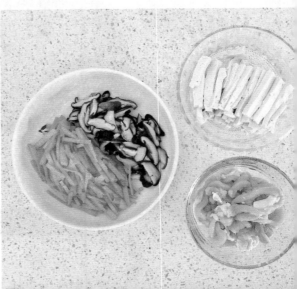

3. 把切好的香菇丝、胡萝卜丝、肉丝都用开水焯一下（可以去掉食材本身的异味，也方便食材煲汤时更好地熟烂）。

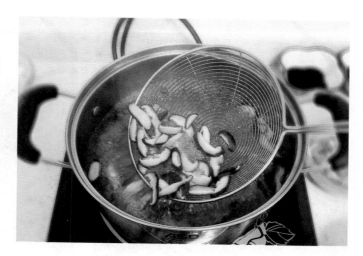

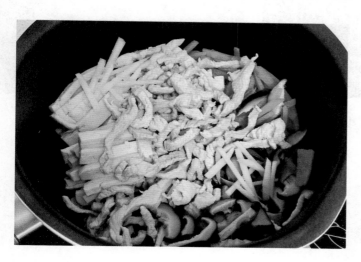

4. 把处理好的肉丝、香菇丝、胡萝卜丝、豆腐条、姜丝放入锅中。

5. 倒入准备好的鸡汤。

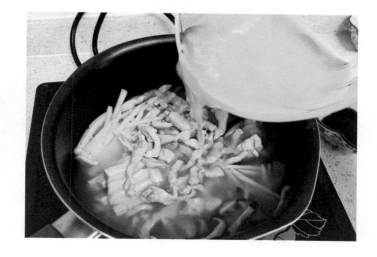

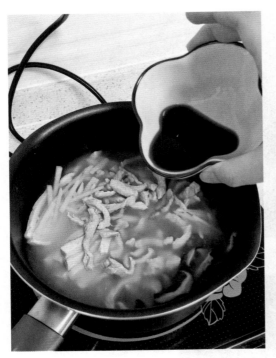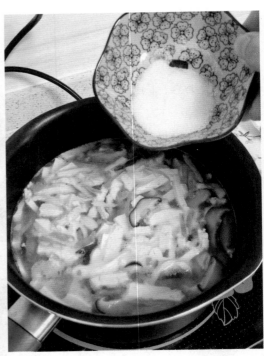

6. 淋上一点点生抽，调入少许食盐，用大火烧开。

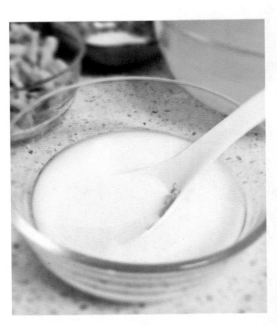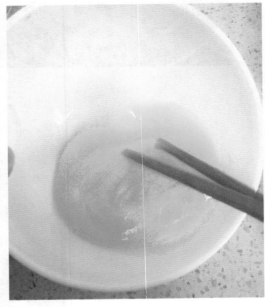

7. 等待汤开的时间里，用清水调和好淀粉。随后把鸡蛋搅好。

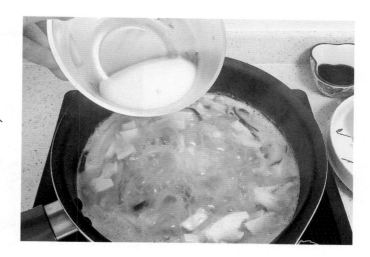

8. 汤烧开后，均匀倒入
   调和好的淀粉勾芡。

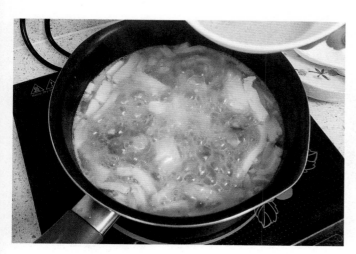

9. 勾芡后，改小火，倒入
   蛋液，边倒边用汤勺轻
   轻推动汤。

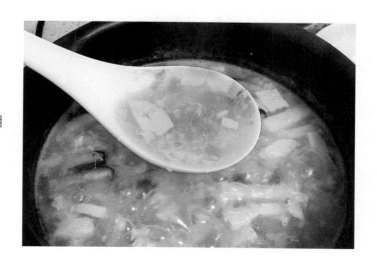

10. 完成鸡蛋花后，用
    大火将汤煮滚沸。

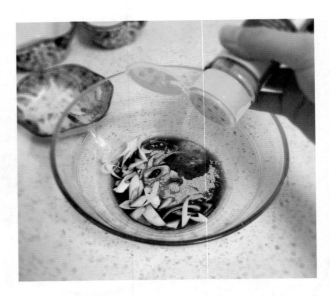

11. 提前准备一个大汤碗，在碗中加入香醋、少许食用油、葱花和胡椒粉（香醋和胡椒粉的比例直接决定着酸辣汤的口味，要好好掌握）。

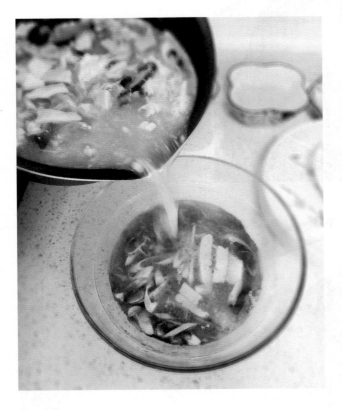

12. 关火，将滚沸的汤倒入汤碗，即可享用。

很多人应该都喝过并且喜欢喝酸辣汤，因为它酸酸辣辣的口味特别能够增进食欲。如果您觉得胃口不好，不喜欢吃东西了，就可以喝一些酸辣汤。辛辣的食物有发散作用，可以使身体的气机上升；同时，酸味的食物有收敛向下的作用，二者结合，使气机有升有降，流动起来，从而就可以打开脾胃郁结，帮您恢复食欲。而酸辣汤正好是用胡椒粉和醋熬制成的，一个辛辣，一个酸，正好符合气机升降的道理。

除了可以帮助您改善食欲，酸辣汤还有驱散寒气的功效，这就要感谢汤里面的重要成员——胡椒粉了。胡椒为温里药，气芳香，味辛辣，药性热，归胃、大肠经。因为胡椒味辛性热，所以能够温中散寒止痛，对胃寒、脘腹冷痛、呕吐、反胃、脾胃虚寒导致的泄泻都有很好的治疗作用。并且它辛散温通，能下气行滞消痰，作为调味品，还可以帮助我们开胃进食。

网上做酸辣汤的方法有 10 多种，我给大家推荐的这个方法做起来不算复杂，属于少油少盐的健康做法。您也可以根据个人喜好，选择自己喜欢的做法来做。

总之，在冬天里，常喝胡辣汤对身体是很有好处的。

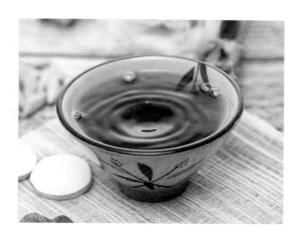